吸玉療法入門

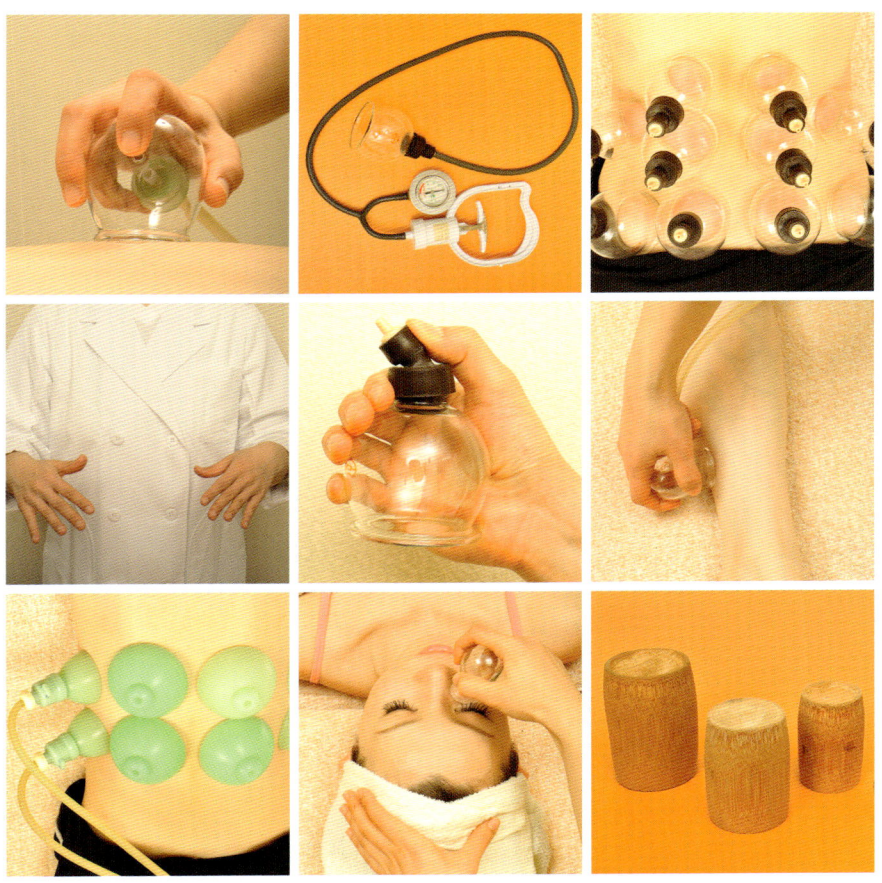

監修　高橋秀則
著　宮本繁　宮本文子

緑書房

監修のことば

　この度、宮本繁先生の「吸玉療法入門」が出版されることになり、大変嬉しく思っております。

　宮本先生は数年前、師匠である浅川要先生の元で鍼灸を研修している折に出会った鍼灸師ですが、その当時から真面目で熱心、かつ気の利く先生だなという印象があり、現在もそれは変わっていません。吸玉サロンを経営されていることは伺っており、時をへてご自身の技術の集大成とも言える本が世に出ることは喜ばしい限りだと思います。

　吸玉療法は私をはじめ、鍼灸だけを扱う鍼灸師や医師にとっては見たり聞いたりしたことはあっても、実際に施術経験のある人は少なく、臨床現場で日常的に採用している人は更に少数ではないかと思います。ガラス玉の内部をアルコール綿で拭い、火を付けて陰圧になったら素早く患者の患部に吸着させる昔ながらの方法は多少火傷の危険がありますし、それと一緒に用いる刺絡によって患部からの出血が派手であるイメージがあるので、ためらう医療従事者も数少なからずいるのではないでしょうか？

　吸玉療法のこのようなマイナスイメージは、この本をご覧になっていただくと一変します。一言で吸玉療法と言っても様々な道具が用いられますし、上記の危険性に対する配慮は十分にされています。アルコールに火を付ける方法を用いなくても吸玉療法は十分行えるようです。また単に「凝って硬くなっている組織は東洋医学的に瘀血と考えられるから、吸玉療法でそれを緩和する」という意義だけでなく、いろいろな効用があることがこの本に記されています。

　もちろん局所の瘀血を緩和すれば患部の痛みや凝りを治療することに繋がりますが、背景にある内臓疾患、中枢神経の機能異常などの治療にも役立つことが分かります。通常の鍼灸療法でも同様なメカニズムが提唱されていますが、ピンポイントで正確な経穴に取穴し、正しい手技で鍼刺激を行うことが要求されますので、吸玉療法のほうが臨床の現場では患者さんには親しみやすく、効果が上がりやすいかもしれません。

　この本の大きな特徴として図がふんだんに使われていることが挙げられます。解説は簡便でかつ的確ですので、実践本として非常に有益だと思います。鍼灸など他の施術方法との併用も十分可能ですので、様々な医療従事者がオプションとしてまず始めてみようと思った時に利用しやすい体裁になっています。それぞれの項目にどのような状況（疾病）にどのように用いるのが良いかもコンパクトに解説されていますので、辞典のように用いるのも便利です。

　吸玉療法に関する書物はまだそれほど多くなく、臨床現場で熟練された宮本先生のような施術者による実践的な本は貴重です。多くの医療従事者に手に取ってもらい、吸玉療法が我が国の医療に更に貢献することを願ってやみません。

高橋秀則

はじめに

　吸玉療法の歴史は長く、薬がなかった時代には毒の排出や排膿に用いられていました。おそらく300〜400年ほど前からは、内科的な症状に対しても用いられるようになり、現在では肩こりや腰痛だけでなく、不定愁訴に対する施術としても行われています。

　またここ数年、吸玉療法は大きな進化を遂げ、スライド法やWAVE法という施術方法が開発されたことで治療の適応範囲が広がったのはもちろんのこと、美容の分野においても成果を上げられるようになりました。本書では治療だけでなく、美容にかかわる施術についても取り上げています。ただし、治療と美容は別々ではなく、施術の一連の流れで行われています。

　実際の臨床現場では、肩こりや腰痛が取れないこともありますが、これは吸玉療法の効果がないのではなく、身体に現れる症状に惑わされているという可能性も考えられます。この"現れ方"を正しくつかめるようになると、自然と施術方法も変わり、症状も改善していくものです。この感覚をつかむ際にも、吸玉という器具はとても有用です。またこれが、物理療法が発達した現在においても、吸玉療法が大きな役割を果たしている要因でもあるのです。

　本書では写真を数多く用いて、できる限りビジュアルで分かる工夫をしています。読者の皆様の健康と美容に役立てていただければ幸いです。

宮本繁、宮本文子

目次

監修のことば ……………………………………… 2
はじめに ………………………………………… 3

第1章　吸玉療法概論 …… 5

[1] 吸玉とは ……………………… 6
(1) 吸玉の誕生—吸引する発想 …… 6
(2) 道具について …………………… 6
(3) 吸玉療法の歴史 ………………… 7

[2] 現在の吸玉療法 ……………… 8
(1) 現在の施術方法 ………………… 8
(2) 吸玉の効果 ……………………… 9
(3) 施術後の反応 …………………… 10
(4) 溢血斑について ………………… 11
(5) 禁忌事項 ………………………… 13
(6) 水疱形成 ………………………… 16
(7) 吸玉療法で用いる器具 ………… 18

第2章　治療の実際 …… 25

【施術の前に】…………………………… 26

[1] 局所療法 ……………………… 27
(1) 頚・肩こりの施術 ……………… 27
(2) 腰痛の施術 ……………………… 35
(3) 神経痛の施術 …………………… 38
(4) 関節痛の施術 …………………… 45

[2] 内臓にアプローチした施術 … 50
(1) 胸腔内臓器の施術 ……………… 50
(2) 腹腔内臓器の施術 ……………… 52
(3) 骨盤内臓器の施術 ……………… 54

[3] 全体療法（体質改善法）…… 57
(1) 全体療法の必要性 ……………… 57
(2) 吸玉療法の適応疾患 …………… 57
(3) 吸玉での施術法 ………………… 57

第3章　吸玉美容 …… 61

[1] 吸玉スライド法について …… 62
(1) スライド法の特徴 ……………… 63
(2) スライド法の適応と活用 ……… 66
(3) スライド法の注意点 …………… 68
(4) オイルについて ………………… 69

[2] リンパに対する吸玉スライド法 … 70
(1) リンパの流れが促進されると… 70
(2) リンパの走行 …………………… 70
(3) リンパに対するスライド法の基本テクニック … 72
(4) リンパに対するスライド法テクニック … 78

[3] フェイシャル ………………… 95
(1) 顔への効果 ……………………… 95
(2) 顔に対するスライド法の注意点 … 101
(3) 顔に対するスライド法の基本テクニック … 102
(4) 顔に対するスライド法テクニック … 106

おわりに ………………………………… 116

第1章
吸玉療法概論

<1> 吸玉とは
　　（1）吸玉の誕生―吸引する発想
　　（2）道具について
　　（3）吸玉療法の歴史

<2> 現在の吸玉療法
　　（1）現在の施術方法
　　（2）吸玉の効果
　　（3）施術後の反応
　　（4）溢血斑について
　　（5）禁忌事項
　　（6）水疱形成
　　（7）吸玉療法で用いる器具

1 吸玉とは

1. 吸玉の誕生─吸引する発想

　今日のような医学や薬がなかった時代には、毒を持った蛇に噛まれたり、傷口が化膿してしまった場合、その対処法の1つとして「吸い出す」という方法が用いられていました。おそらく、先の尖った石や貝殻、歯、爪等を用い、皮膚に傷を付け、口で毒や膿を吸い出し患部の状態を改善させていたのだと思われます。

　そして毒や膿、血液を吸い出した結果、熱が下がったり、痛みが軽減するということを経験したのです。この「吸い出す」という方法は、西洋医学が発展した今日でも日常的に行われている施術方法です。

2. 道具について

　はじめは口で吸い上げるという形で行われていた吸玉療法も、より効率良く吸い上げられるように水牛等の動物の角が用いられるようになりました。吸角療法の「角法」や「角」という文字の由来は、このことから来ていると考えられています。

　そして時の流れとともに「吸い上げる」ための道具が、西洋では円柱状の陶器やガラス、鉄製の物へと変化し、東洋では竹製の物が作られるようになりました。また、吸い上げる方法も変化を遂げて、現在でも幅広く用いられている吸玉の型が出来上がりました。

　西洋医学の物理療法における医療器具の発展は素晴らしいものがありますが、吸玉療法では「吸い上げる」という施術方法が数千年前とほぼ同じであるという点に驚きを感じます。また、それとともに吸着させるだけという単純な方法で、長い歴史を生き抜いてきたという点にも大きな魅力を感じます。

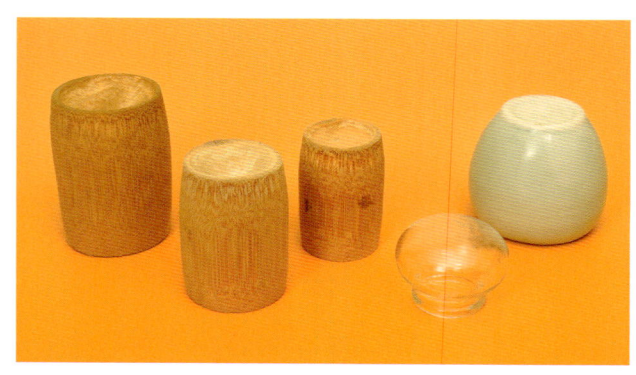

様々な材質のカップを用いて治療が行われてきた。

3. 吸玉療法の歴史

　吸玉療法は太古の昔に誕生し、日本では412年頃、中国では紀元前100年頃、インドでは紀元前600年頃、更に西欧でも紀元前から行われていたのではないかとされている世界的な療法です。様々な地域で利用されてきましたが、特にヨーロッパでの成長が目覚ましく、西洋医学が盛んに用いられる200年程前まで医療の主流だったと言われています。

　また、パトロンとして有名なフィレンツェのメディチ家の紋章には、6つの玉が配されており、その玉には2つの説があります。1つは銀行業として栄えた一族であるため貨幣を配したとされる説。そしてもう1つは、医療でも重要な役割を果たしていたことから、丸薬や吸玉を配していたのではないかという説です。そうした説があることからも、その時代の医療の中心に吸玉療法があったことは容易に想像できます。

2 現在の吸玉療法

1. 現在の施術方法

　現在の吸玉療法は、皮膚を傷付けずに患部にカップを置き、真空ポンプという専用の道具を用いてカップの中の空気を少しずつ抜いていくことで陰圧をかけ、施術を行います。

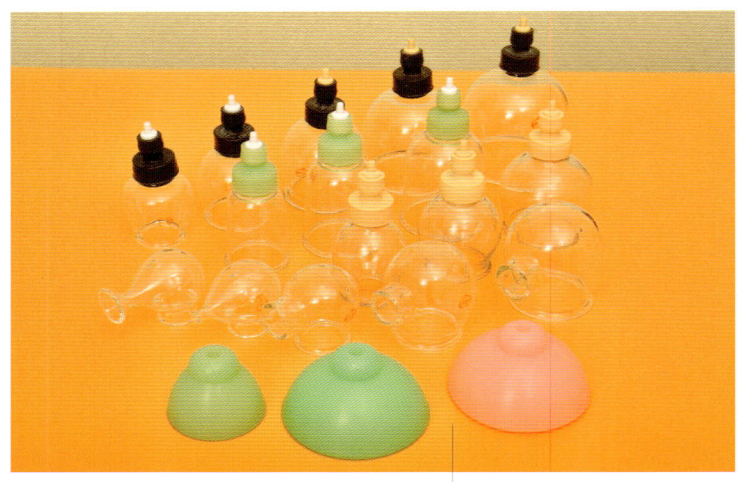

　またここ数年で、従来の吸引カップに加え、シリコン製のカップやオイルを付けて滑らせるスライド法用のカップといった新たな器具が開発されました。吸引ポンプも、吸引の強さを変えられる機能を兼ね備えたポンプ（カッピングパルサー）があります。
　それにより、硬質性の素材だと吸着しにくい場所には柔らかい素材のシリコン製カップで施術を行ったり、オイルを塗布して滑らせる施術（スライド法）を組み合わせることで、治療に幅をもたせることができるようになりました。
　吸玉療法では、こうした施術方法を組み合わせて、肩こりや腰痛、内臓の機能調節、高血圧、めまい、冷えといった様々な症状に効果を発揮することができます。

2. 吸玉の効果

吸玉療法によって得られる代表的な効果を挙げます。

① 血行を良くする

吸玉の吸引圧によって血管を拡張し、吸着部を中心に血液循環を促進します。糖尿病による知覚障害や、高脂血症による動脈硬化の予防にも有用性があります。

② 血液をきれいにする

血液は細胞を養う栄養を運搬しています。細胞は血液から栄養を受け取り、代謝することで生命活動を維持するエネルギーを作り出し、代謝した結果作られる不要な物質を血液中に排泄します。血液の流れが悪い状態が続くと、様々な症状に発展することが考えられます。吸玉の吸引圧は細胞の代謝をスムーズにし、患部の状態を速やかに改善させる効果が期待できます。また、持ち去られた代謝産物は、肺や腎臓で処理され体外へと排出されるため血液はきれいな状態になります。

③ 皮膚の若さを保つ

吸玉の吸引圧によって皮膚血管が拡張し、血液の循環量が増え、皮膚温も上昇します。それらによって栄養が十分に運搬されるようになるとともに、皮膚組織の新陳代謝が盛んに行われるため皮膚の状態も良くなります。ただし、おできや化膿している患部に施術を行うと、感染症を引き起こす可能性もあるので、患部がカップに入らないように注意します。

④ 関節の動きを円滑にする

関節を動かした時に、突っ張るという症状や痛みが生じている場合は、関節周りの血流が悪くなっていることがあります。関節の動きを保つ「潤滑油」は、関節を覆っている滑膜から分泌されます。吸玉を関節周りに吸着させることで、滑膜から「潤滑油」が分泌されるため、関節の症状が改善されます。

⑤ 神経を正常に調整する

高血圧や冷え、不眠、アレルギー性の皮膚炎、倦怠感、無気力、更年期障害や様々な不定愁訴にも適応します。吸玉を背骨に沿って仙骨付近まで吸着させたり、背骨の両側を仙骨まで施術することで自律神経系に影響を及ぼすことができます。自律神経系の治療は数か月から数年と長期に及ぶことも多々ありますが、患者さんが喜ぶような心地良い施術方法を選択できれば身体は自然と応えてくれます。吸玉療法が長い歴史を生き抜いてきた理由の一つといえる効果です。

⑥ 内臓諸器官を活発にする

　内臓に強いかかわりがある自律神経系、特に交感神経は皮膚に多く存在しています。つまり、吸玉療法で皮膚を吸引するという刺激が、自律神経系にも伝わり内臓の機能調節が行われます。例えば、腹部を吸引すると神経系の反射作用により、胃と腸の蠕動運動や消化液の分泌が活発になり消化、吸収、排泄の機能が調整されます。

3. 施術後の反応

　吸玉療法の施術後、全身が軽くなり症状が改善されるケースもありますが、なかにはいくつかの不快な症状を感じる場合もあります。これは改善に向かっている1つの反応なので心配はいりません。反応は1日、ないし2日程度で落ち着きます。

主な反応例

①だるさ（疲労感）
　様々な施術後にみられる代表的な症状ですが、吸玉療法でも同様にだるさを引き起こす可能性があります。これには、以下の場合が考えられます。
・滞っていた血流が改善されて、心臓への還流量が増した
・各臓器が老廃物や疲労物質の処理に追われたことで生じた
・神経系、内分泌系からのホルモン調節が起こった結果、身体のリズムが整ったことで生じた
・強く吸い過ぎた。施術時間が長過ぎた

　はじめの3項目は、身体が物理的な刺激に対して起こした反応です。だるさが取れるとともに、症状の改善がみられます。だるさという症状がすべて悪いわけではありませんが、できれば施術後、半日から1日以内で収めるのがベストです。2、3日続く場合には刺激量（個数、カップの大きさ、吸引数、施術時間）を考え直し、施術を行うことをお勧めします。

②貧血（ふらつき）
　吸玉を吸着させる刺激量（カップの大きさ、吸引する強さ、吸引している時間）や施術範囲によりますが、陰圧により血管が拡張するため、一時的に貧血のような症状を引き起こすことがあります。慣れるまでは軽めの圧で短時間の施術にし、心地良い程度で行いましょう。念のため、マッサージや鍼治療等の物理療法を行った際にふらつき等の不快な症状が出たことがないかを確認しておくと、事故を回避することができます。

③食欲がわく（お腹がすく）・眠くなる
　吸玉療法はとても気持ちが良くリラックスできるので、副交感神経優位となります。そのため眠くなったり、消化器官の働きが活発になり食欲が増します。不眠や寝つきの悪さで来院した方が、施術中にイビキをかいて眠ったり、胃のもたれを訴えていた方が施術中にお腹が鳴るということがよくあります。

4. 溢血斑について

① 溢血斑とは

　当院では、吸玉を行った後にできる痕を溢血斑と呼んでいます。東洋医学的には瘀血、西洋医学的には古血といったものが吸玉の吸引圧によって表層に引き上げられたものと考えています。

● 古血とは

　血液は止血、免疫等の役割の他に運搬の役割を担っています。運搬作用とは全身の組織細胞に酸素や栄養素を送ったり、体内で生じた二酸化炭素や代謝産物、老廃物を肺や腎臓へ送るという一連の流れ等を指しています。

　また、局所の使い過ぎ、変形性の疾患（骨自体の変性から背骨の関節、膝、肩関節等）、内臓の影響、自律機能の変調・ホルモンバランスの変化等がかかわり、上記の要素が複合的に組み合わされることで古血が生じると考えられます。

● 瘀血とは

東洋医学的には3つの概念があります。

・病理産物 ……気虚、気滞、血熱、血寒、外傷等により瘀血が生じ血流が悪くなる。
・発病因子 …… 局所、全身の気血の運行が悪くなり気機の阻滞、経脈の阻滞、臓腑の機能失調を引き起こす。
・病症 ………… 舌の色が紫色・暗紅色を呈す（瘀斑）、脈が遅い、夜間痛、固定痛、刺痛。

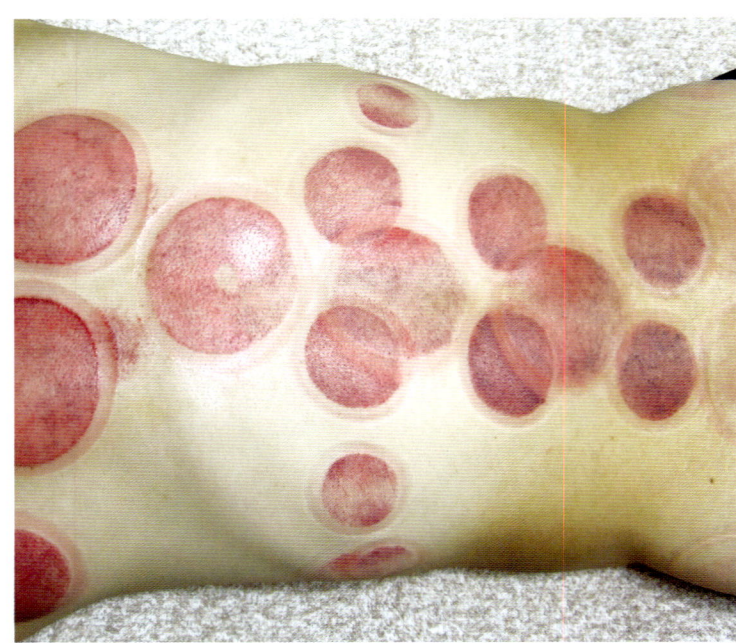

施術後に溢血斑ができた様子。

② 溢血斑の考え方

　一般的な認識として「吸玉療法＝溢血斑」というイメージが強くありますが、吸玉療法を行っても溢血斑が出ないことは多々あります。溢血斑が出なかった時に、慌てて強い圧で吸引をする、または長時間吸着すると患者さんに余計な負担がかかり、だるさやふらつきといった不快な症状を引き起こす原因にもなります。

　また、患部に瘀血、古血があれば軽く吸っただけでも溢血斑は出ます。しかし、痛みの原因が瘀血や古血だけとは限りません。痛みの原因となる例として痰湿が挙げられますが、この場合いくら吸っても溢血斑は出ません。施術者が「吸玉療法＝溢血斑」というイメージを変えることも必要です。

刺絡抜罐法と瀉血法について

　刺絡抜罐法とは、手足の指先にある井穴というツボに傷を付けて吸引器を用い出血させる方法です。また、鍼灸でも井穴に三稜鍼という鍼を用いて治療を行う手技（井穴刺絡法）があります。これは鍼灸師が行える方法であると考えていますが、施術箇所に傷を付け、吸玉や吸引器具を用いて故意に血液を噴出する行為は瀉血法に当たり、医師以外はできない施術方法になります。施術者は、吸玉療法や鍼灸の施術方法、許容範囲をしっかりと認識しておかなくてはなりません。

③ 溢血斑の活用法

溢血斑の活用法としては次のことが挙げられます。
・局所の血流の状態を患者と施術者の両者が把握できる。
・溢血斑の出た部位とツボを対応させて変調のある臓腑が予測できる。

④ 吸玉の用い方

吸玉を扱う際は、以下のことに注意しましょう。
・適正な圧で行う。
・痛みの分類ができれば状況により強い圧で行うこともある（通常の圧よりも高い圧で行い、軽い内出血を引き起こす。組織が傷付くことで、血管拡張反応が起こるので、血流の滞っていた部分を強制的に改善させることができる）。
・吸着部位の違和感、施術後の反応、神経症状の一時的な悪化を告げる必要がある。

5. 禁忌事項

病気や症状によっては、施術を控えなければならない場合があります。以下は禁忌事項です。施術の際はしっかりと確認して行うようにしましょう。

① 早急に外科的手術を必要とする場合

盲腸炎や十二指腸潰瘍、腹膜炎等が悪化している場合です。また、何らかの原因により血液が血管外に流出すると、周りの組織が刺激され、発痛物質が出ます。これをきっかけに血管が拡張し、白血球が障害部位に集まって患部を修復しようとする炎症反応が起こります。この時期に吸玉の陰圧により、更に血管を拡張させてしまうと、赤みや腫れ、痛み等の症状を強くしてしまうので、急性の病（捻挫等を含む）では血行を良くしてはいけません。

② 心臓が正常でない場合

　心臓弁膜症などの場合です。

　※心臓弁膜症とは、心臓の4つの部屋（右心房、右心室、左心房、左心室）を区切る扉（弁）が開閉障害を起こす病気です。吸玉の陰圧は、施術部の筋肉組織内に血を集めるため、全身の血管内の総血量が一時的に減り、心臓に負担をかけてしまいます。その結果、高度の心不全を起こす可能性があります。

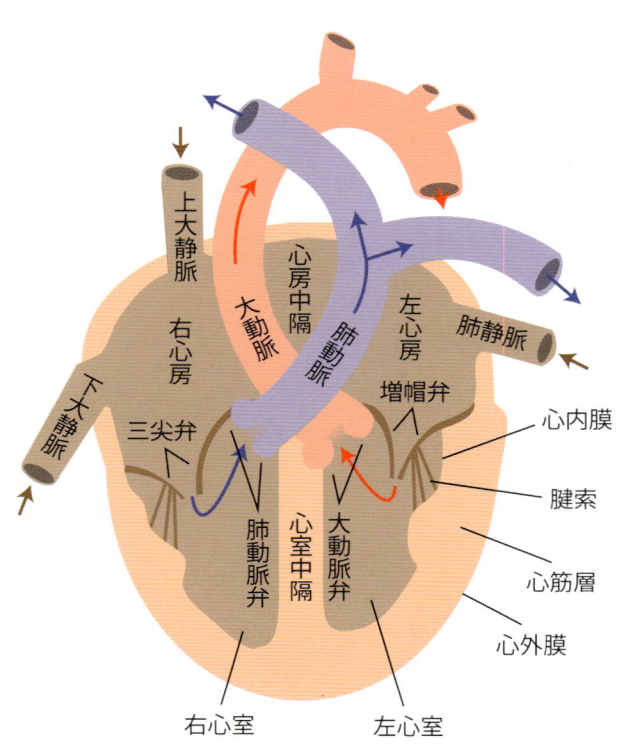

③ 血管が正常でない場合

　下肢静脈瘤や動脈瘤、強度の動脈硬化などの場合です。血管壁に柔軟性がなく硬くなっているため、陰圧により血管壁が傷付き出血しかねません。

　ただし下肢静脈瘤の場合、下肢のだるさ、強い浮腫などの症状がなければ問題ありません。

④ 全身性貧血の場合

　吸玉の陰圧は血管を拡張させる作用があるため、酸素を運ぶ赤血球量が少ない全身性貧血の場合、酸素が頭部へ行き渡りにくくなり、更なる貧血や別の症状を引き起こすことがあります。

　特に白血病患者さんへの施術は禁忌となります。

⑤ 極端に体力が低下している場合

風邪やインフルエンザ、ノロウイルスの感染による吐き下し後等の場合です。
陰圧は血流の循環状態を急激に変化させるため、体が極端に弱っている状態では、体力がその変化に対応できず、かえって疲れたり、症状を悪化させることがあります。

⑥ 悪性腫瘍

皮膚がん、および吸玉の施術により悪化してしまうものです。この場合は医師に相談しましょう。

⑦ 妊娠中の場合

妊娠中は腰部や腹部への吸玉療法は控えましょう。安定期に入ったら頸や肩への軽い施術は可能です。また、生理中も問題ありません。

⑧ 目、耳、のどには絶対につけない

目や耳、のどには吸玉を吸着してはいけません。

その他、食後や激しい運動をした直後は避け、1時間くらい時間をおいてから施術してください。

施術を行う上での注意

早く結果を出そうとして逆に症状を悪化させてしまう人がいます。いつも頭に入れておかなければいけないことは、吸着させる個数と強さと時間です。最初は弱い圧（-20〜-30kPa程度）で、5分くらいが良いでしょう。症状や皮膚の状態を確認して、徐々に強さや時間を延ばしていきます。

6. 水疱形成

① 水疱とその処置

　水疱ができてしまった時は、基本的に破かないようにして絆創膏等、清潔な物で覆っておいてください。水疱ができてしまったら、患者さんに必ずお伝えします。吸玉施術時にできてしまった水疱は治る時に次頁の写真のような痕を形成しながら、数か月かけてだんだんと薄くなっていきます。トラブルが起こった後にお伝えしても信頼関係は修復できませんので、必ず水疱ができてしまったことをお伝えします。

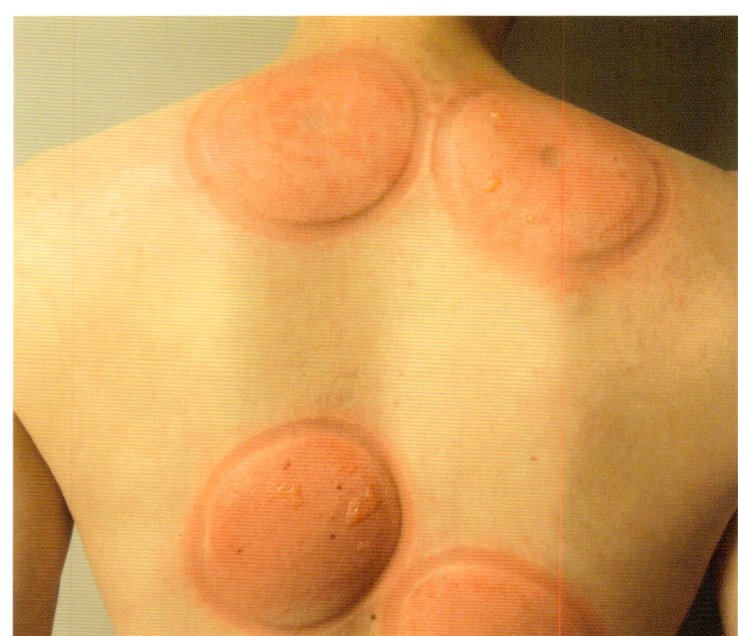

施術後にできた水疱。

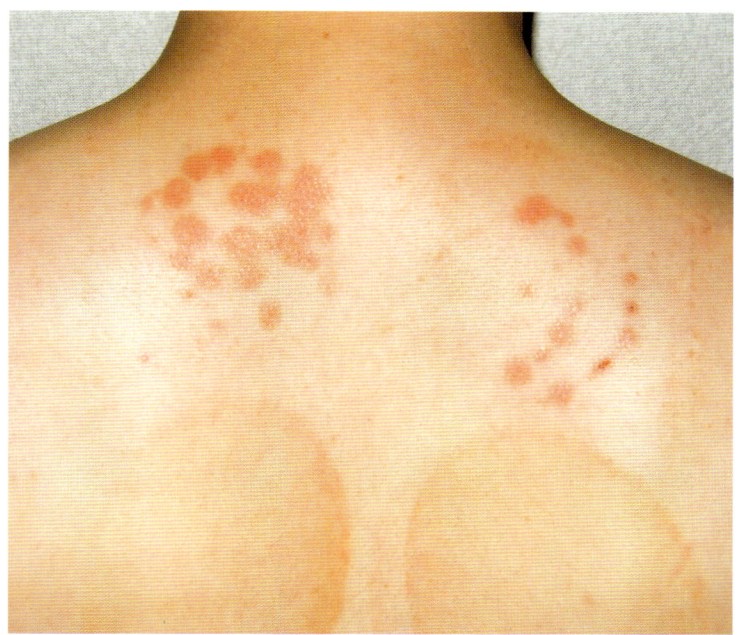
水疱形成後の痕。水疱形成後は写真のような痕ができる。水疱ができたことを伝えずにいると、患者さんの信用をなくすことにも繋がる。

② 水疱形成の原因

　水疱形成の原因には、「施術の技術が未熟なため患部に対する刺激量を誤った」「内臓からの反射作用」といった2つが挙げられます。

7. 吸玉療法で用いる器具

① 各種の吸引カップ

　大きさとしては、ガラスカップは1号から7号まで、プラスチックのカップは3号から6号まであります。号数はカップの内径（cm）を表しています。

● ガラスカップ

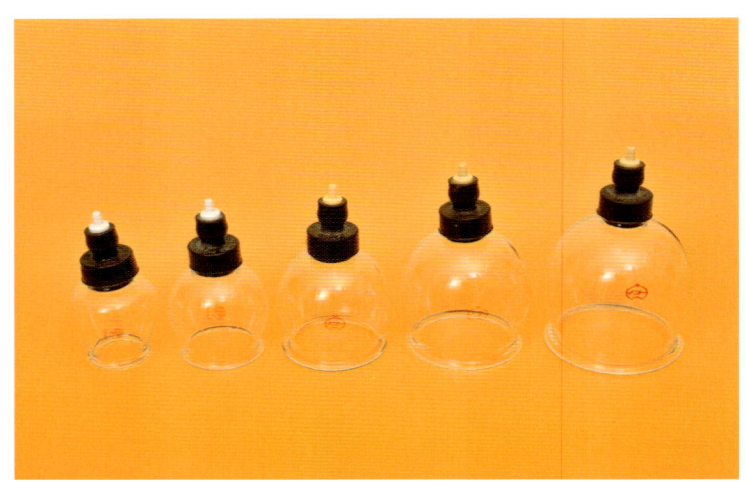

長所

　吸着感が非常に滑らかで、皮膚がスーッとカップに吸い込まれていく上質な心地良さがあります。そのため、プラスチックのカップより高い吸引圧で施術を行うことができるケースもあります。このカップは自律神経系の症状を改善させることに向いています。

　また熱が伝わりやすいため、少しお湯に浸すだけでも適度に温まり、複数のカップを付ける時も時間をロスしないという点も魅力です。

短所

　素材の性質上、常温で吸着させると冷たいのが欠点です。2気圧まで耐えられる丈夫なカップですが、落下時の状況によっては割れる危険性があります。施術室がフローリングの場合は、ガラスカップよりもプラスチックカップを選択するほうが好ましいでしょう。

　また、単価が高いことも挙げられます。

● プラスチックカップ

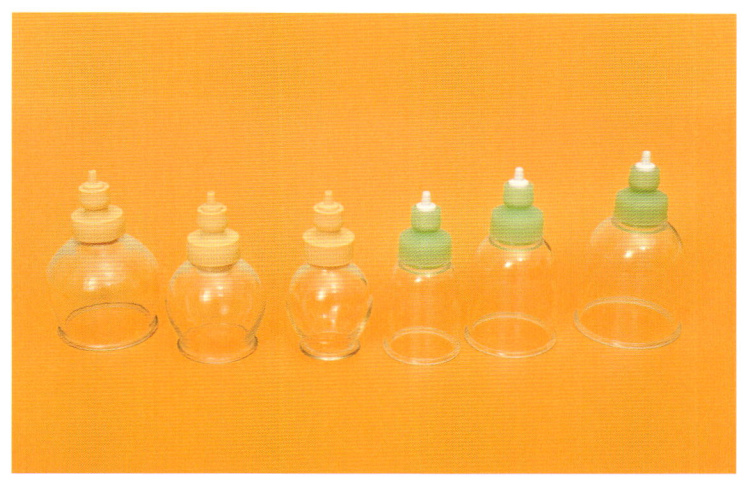

> 長所

　ガラスカップに比べ単価が安く、落としても割れにくいのが特徴です。ただし、落とした床の素材、高さによってはまれにひびが入ってしまうことがあるので注意が必要です。

> 短所

　吸着時に皮膚との接着面に抵抗を感じる場合があります。

● シリコンカップ

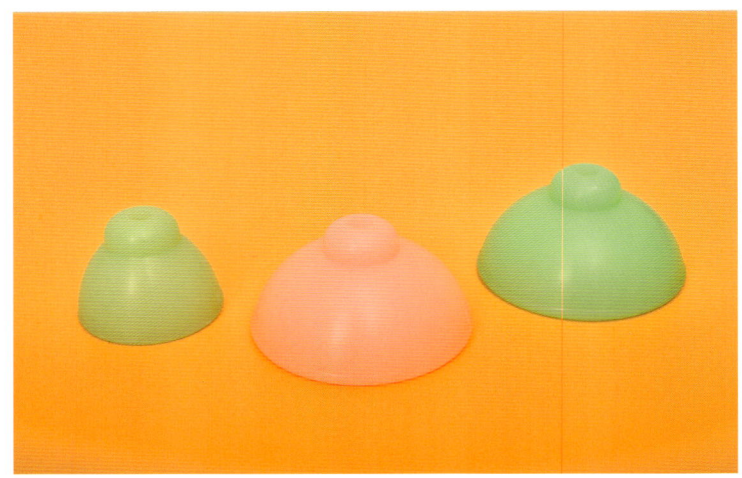

　長所

　素材が柔らかいため、骨の凹凸のある大きい関節部位にも吸着できます。また、患部に合わせて形を変えて吸着させることができます。カッピングパルサーと合わせてWAVE機能（吸引と弛緩を繰り返す機能、第2章参照）を使うことで、独特の吸着感を引き出すことができます。

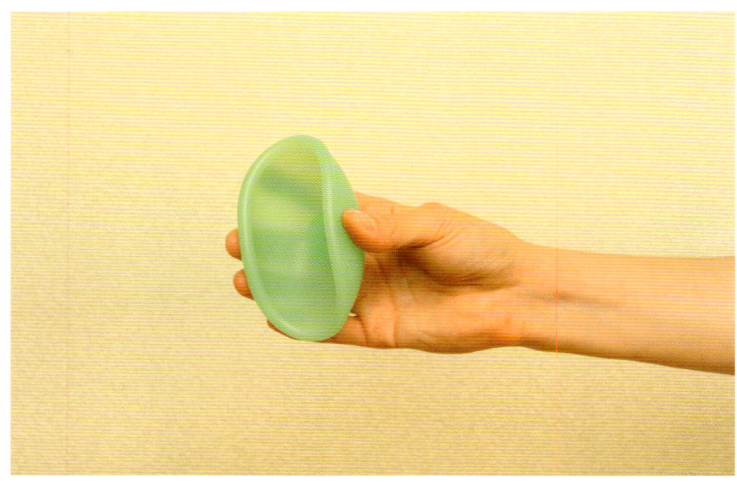

患部に合わせて形を変えて吸着できる特徴がある。

●スライド法用カップ

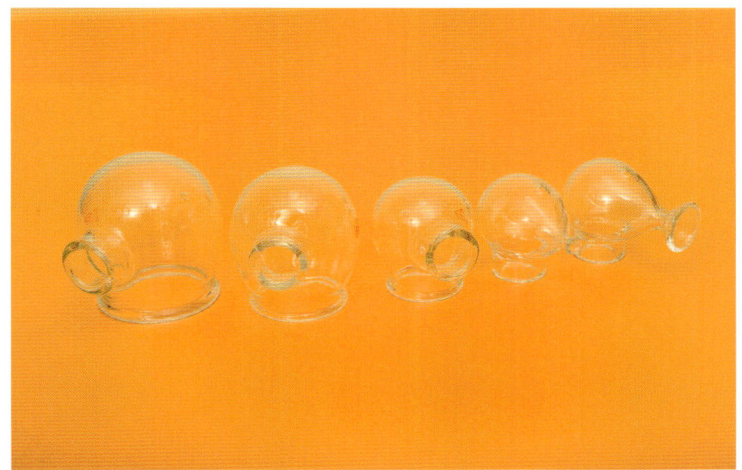

（左から）様々な施術に対応できるボディ用大カップ、中カップ、小カップ、美容で用いる小鼻用・フェイス用。

　皮膚にオイルを塗布し、滑らせて施術を行うためのカップです。スライド法は、もともと走罐法として50年以上前から紹介されていました。当時は、使用しているカップが吸引法のものだったため、カップが一度皮膚から離れてしまうと吸引し直さなければいけなかったり、強さの調節ができないという欠点を抱えていました。しかし10年程前にスライド法専用のカップが商品化され、現在では治療院だけではなくエステサロンやリラクゼーションサロンでも広く用いられています。
　オイルを体表面に塗ることで、吸引した状態でも強い抵抗を受けることなく吸玉を滑らせることができます。「吸玉＝溢血斑」という概念を打ち破る新しい施術方法です。

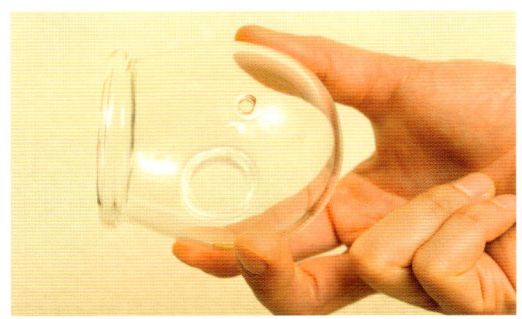 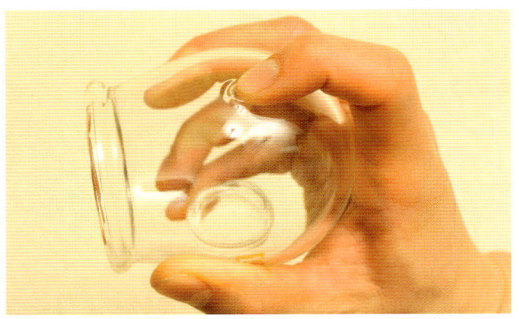

従来の吸引カップとは異なり、カップに開いている小さい穴を指で開閉することにより、吸引する強さを自在にコントロールすることができる。

吸玉スライド法の詳細については、3章を参照。

第1章　吸玉療法概論　現在の吸玉療法

② カップの選択

　吸着させる場所に応じて、適した大きさのものを選択します。関節など凹凸のある所には3号や4号等の小さめのカップを選択し、力任せに押し当て吸着しないようにします。また平らな面や、面積の大きい部位には大きいカップを選択しても良いでしょう。

　口径の大きいカップのほうがより多くの神経、血管を取り込めますが、吸着する側の体質（身体の大きさ）、体力、症状に合わせて施術する器具を判断し、患者さんに負担をかけないようにします。

③ カップの取り外し

　カップの先端の弁をどちらでもよいので倒します（写真右）。そうすることで、カップの中に空気が入り込み簡単に取り外すことができます。また吸引が強過ぎた時の圧調整もこの部分でできます。

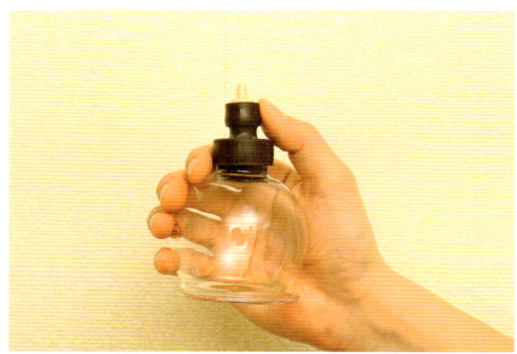 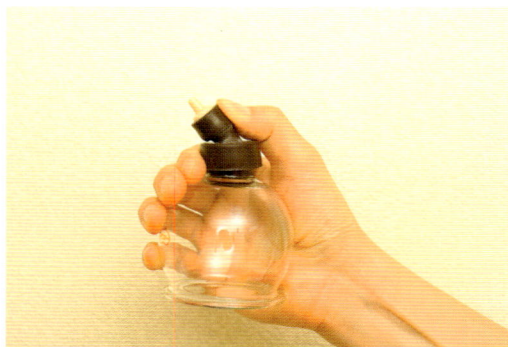

カップの先端の弁を倒すことで、カップの中に空気が入り込み簡単に取り外すことができる。

④ 吸引ポンプの説明

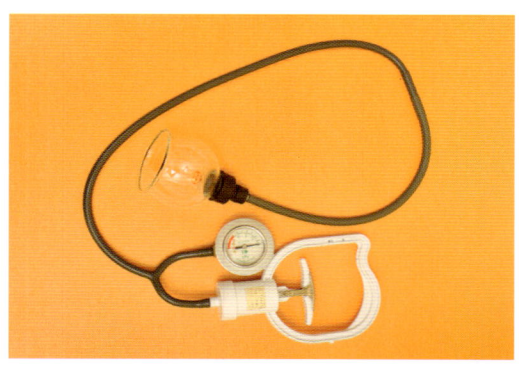 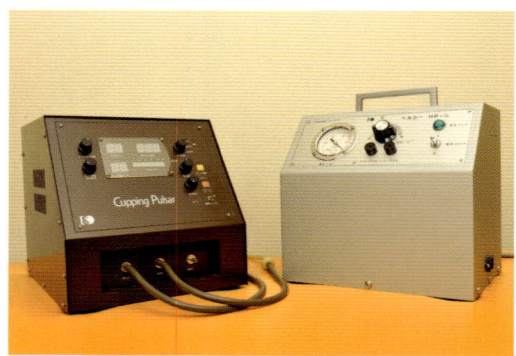

手動式ポンプ。　　　　　　　　　　　　　　　　　電動式ポンプ。

吸引ポンプは、手動式ポンプと電動式ポンプが発売されています。手動式ポンプを使えば、自宅で手軽に吸玉療法を行うことができます。電動式ポンプは1回の治療にカップを15〜25個使う施術家向けといえ、大きく分けて2種類あります。1つは吸引することを目的としたタイプ、もう1つはカッピングパルサーです。カッピングパルサーは、吸引と弛緩の両方が行える最新式タイプです。

　手動式ポンプはゴム管を吸玉の弁に装着させ、中の空気を徐々に抜いていきます。受け手の方がちょうど良いと感じたところで吸引を止め、ポンプのゴム管を吸引カップの弁から外します。

　電動式のものは、電源を入れると直ちに吸引できる状態となりますが、すぐにカップを患部に当てるのではなく、まずゴム管の穴を指で塞ぎどの程度の圧力がかかっているのかを、圧力メーターで確認してください。確認しないまま皮膚に吸着させてしまうと、場合によっては強い吸引圧がかかってしまい、吸着された側は驚き、緊張してしまうため後の施術に支障をきたすことがあります。その後の手順は手動式ポンプと同様です。

※電動式ポンプのなかには、スライド法が行えない機種もあります。詳しくは、メーカーにお問い合わせください。

第2章
治療の実際

●施術の前に
単位について
吸引法とは
スライド法とは
WAVE法とは

＜1＞ 局所療法
　（1）頚・肩こりの施術
　（2）腰痛の施術
　（3）神経痛の施術
　（4）関節痛の施術

＜2＞ 内臓にアプローチした施術
　（1）胸腔内臓器の施術
　（2）腹腔内臓器の施術
　（3）骨盤内臓器の施術

＜3＞ 全体療法（体質改善法）
　（1）全体療法の必要性
　（2）吸玉療法の適応疾患
　（3）吸玉での施術法

● 施術の前に

単位について
　吸玉の吸引圧の単位はkPa（キロパスカル）を用います。この単位はカップ内に圧力がどのくらいかかっているかを表しています。吸玉療法の特性上、真空ポンプを使いカップの中の空気を抜いて施術を行うので表示は－（マイナス）になります。－（マイナス）1 kPaは最小の吸引数で、マイナスの数が大きくなるほど強い吸引圧が吸着部にかかっていることを指しています。

吸引法とは
　一定の時間が経過するまで、カップを一定の圧で吸着したままにする施術方法です。古来から言われている施術方法でいうと「定置罐」に該当します。
　頑固なこりを取るのに適した方法です。

スライド法とは
　施術部位に予めマッサージ用のオイルを塗布しておき、スライド法専用のカップを用いて施術を行う方法です。古来の施術方法では「走罐法」や「推罐」に該当します。
　体質改善や浮腫などに有効な方法です。

WAVE法とは
　最新式の電動式ポンプ、「カッピングパルサー」によって行う施術形式です。予め設定した最高圧までカップ内の空気を抜いて吸引圧を高めていき、その数値に達したら設定した最少圧までカップの中に空気を戻すという流れを自動制御で繰り返す方法です。従来の吸引カップでも、弁の部分を別売りのキャップに付け替えることで行うことができます。また、シリコン製のカップとの相性がとても良いのが特徴です。
　体質改善や消化管の機能改善、関節痛に有効です。

1 局所療法

　吸玉療法は吸着部位周辺の血管を拡張させ、血行を良くします。血行を良くすることで患部にある様々な発痛物質を遠ざけ、痛みを徐々に和らげます。また、肩こりや腰痛、神経痛などがある時に行うと患部を擦ったり、揉んだり、お風呂に浸かって温まるといった様々な対処と同様の効果がみられるのです。
　しかし、循環障害以外の要素から生じている痛みや骨の変形、神経の圧迫などに関しては効果が劣る場合もあるので、施術の際は注意が必要となります。
　実際に局所療法を行う場合は、「**つらい部分を明確にし、その部分にカップを吸着させる**」「**痛みを抑制する作用（発痛物質除去）を引き出すため、適正な吸引圧で施術する**」ことを心掛けましょう。

1. 頸・肩こりの施術

　頸部は肩こり、頭痛、神経症状、めまい、フラつきと様々な症状に幅広くかかわっています。また、肩への施術と合わせて行うと、より症状を改善することができます。

① 頸部の施術

　こりをよく感じる後頸部痛などでは、カップを吸着させたくても髪の毛が邪魔となりカップが外れてしまうことがあります。その場合は、電動式ポンプからのゴム管を二又のチューブにつなぐという方法で施術を行います。
　＊この方法は電動式ポンプを用いて行います（毛髪の状態によっては吸引できない部位もあります）。

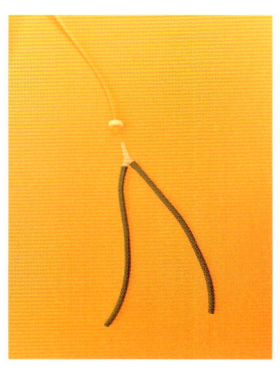
別売りの二又チューブを使用。

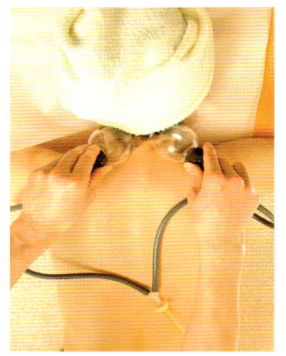
チューブの先端にカップをセットし患部に吸着させる。

● 後頭下筋群タイプ

　頚のこりや頭痛、目の疲れ、高血圧など、様々な症状を来す部位になります。また、後方部からの追突といった外傷でも影響を受ける部分です。

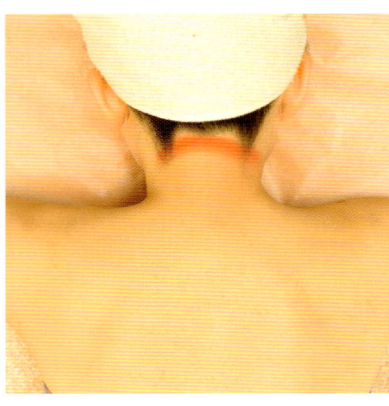

後頭下筋群の走行。後頭部の髪の生え際付近が対象になりやすい。

走行	上頭斜筋：第1頚椎の横突起から起こり後頭骨の下項線外方まで走行 大後頭直筋：第2頚椎の棘突起から起こり後頭骨の下項線付近まで走行
支配神経	第1頚神経
経穴（ツボ）	上天柱、天柱、百労、風池
施術形式	吸引法
使用カップ	ガラスカップ3号・4号
吸着の仕方	頚部のつらい部分にカップが当たるようにする
平均吸引数	頚：-30〜-50kPa 肩：-30〜-50kPa
施術時間	5〜15分

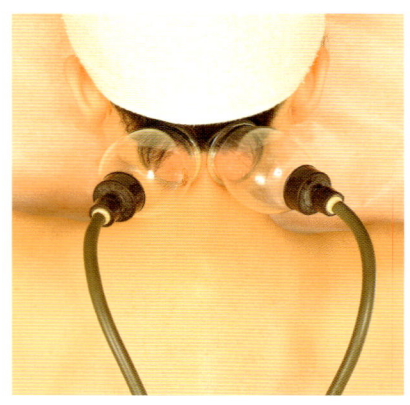

3号・4号のカップを使い持続して吸引・吸着させる。

板状筋タイプ

後頭下筋群同様に頚の症状にかかわることの多い筋肉です。目線を下に落とす際に、重い頭部を固定する役割を担っています。

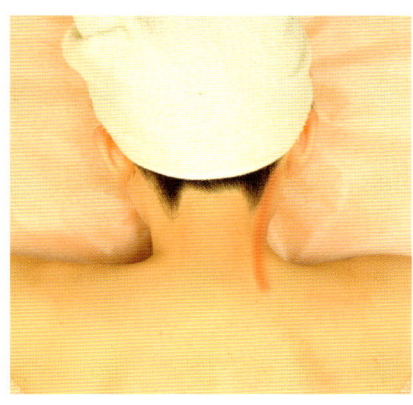

板状筋の走行。

走行	板状筋：下部頚椎（4番から7番）―上部胸椎（1番から5番）棘突起から乳様突起、第1・第2頚椎横突起頭半棘筋、第1胸椎の横突起、第7頚椎横突起、第4頚椎から第6頚椎関節突起から後頭骨
支配神経	脊髄神経後枝
経穴（ツボ）	天柱、下天柱、風池、完骨、百労、新識、大杼、風門
施術形式	吸引法
使用カップ	頚部はガラスカップ4号（女性は3号も可）、肩はガラスカップ4号・5号、シリコンカップ5号
吸着の仕方	脊際のつらい所から吸着し、最後に頚部に持続吸引を施す
平均吸引数	頚：-30〜-50kPa 肩：-30〜-50kPa
施術時間	5〜15分

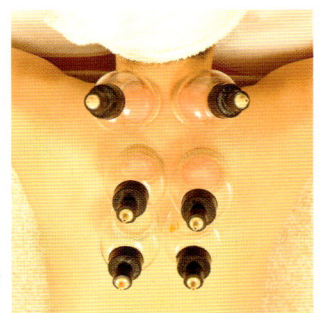

まずは肩上部と肩背部に施術を行う。

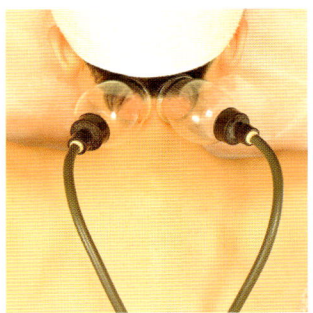

最後に上頚部と合わせて行う。

② 肩こりに対する施術方法

　肩こりを訴えやすい部位に対して3種類の施術方法を紹介します。施術し慣れていない方は、肩こりのタイプを「僧帽筋上部タイプ（上）」、「肩甲挙筋タイプ（真ん中）」、「菱形筋タイプ（下）」と分けて考えると施術しやすくなります。

● 僧帽筋上部タイプ

　大きい筋肉の割に補助的な動作でかかわることが多い筋肉です。腕を上げたり肩をすぼめたりする時に使用します。僧帽筋は中枢神経の反応や内科的な反応も現れやすい部分になります。

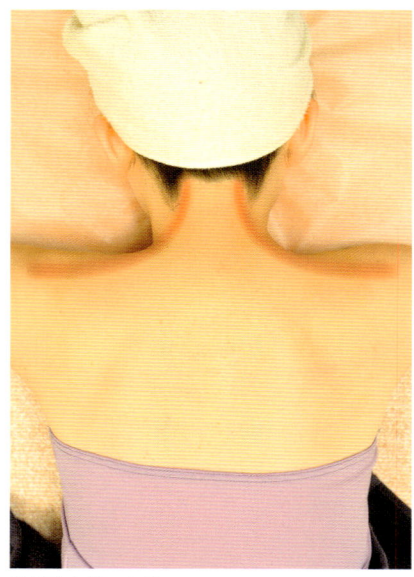

僧帽筋上部の走行。

走行	僧帽筋は面積の大きい筋肉であり、外後頭隆起、項靭帯、第7頸椎と全胸椎の棘突起から始まり、肩甲棘、肩峰、鎖骨外側1/3まで走行している浅背筋である
支配神経	頸神経後枝　第11脳神経（副神経）
経穴（ツボ）	天柱、風池、下天柱、百労、肩井、新識
施術形式	吸引法：頸、肩 WAVE法：肩
使用カップ	吸引法 頸：ガラスカップ4号（女性は3号も可） 肩：ガラスカップ3号（女性）・4号、シリコンカップ5号 WAVE法 肩：シリコンカップ5号
吸着の仕方	肩のつらい部分から吸着を始め、最後に頸部を吸着させると施術の運びが良い
平均吸引数	吸引法 頸：-30〜-50kPa 肩：-30kPa程度 WAVE法 肩：最大値-25〜-35kPa、最小値-1kPa
施術時間	吸引法：5〜10分 WAVE法：15分程度

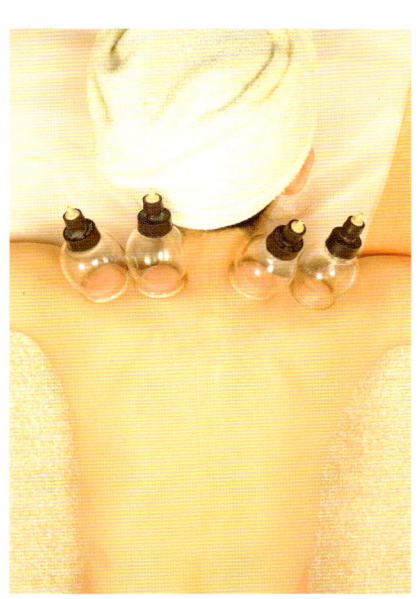

僧帽筋上のつらい部分に吸着させる。

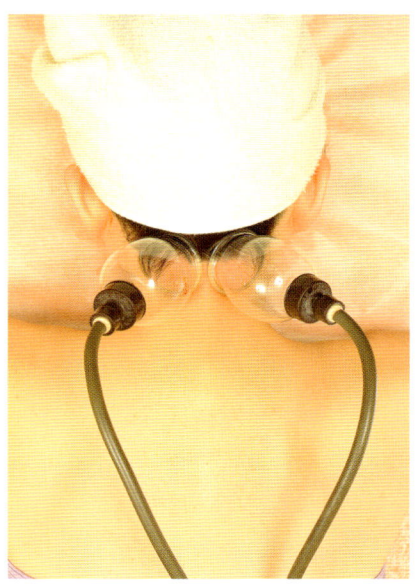

最後に上頸部への施術も合わせて行う。

● 肩甲挙筋タイプ

　長時間のデスクワーク、リュック、肩掛けカバン、重い手さげカバン等を持ち運ぶ人が症状を訴えやすい部分です。

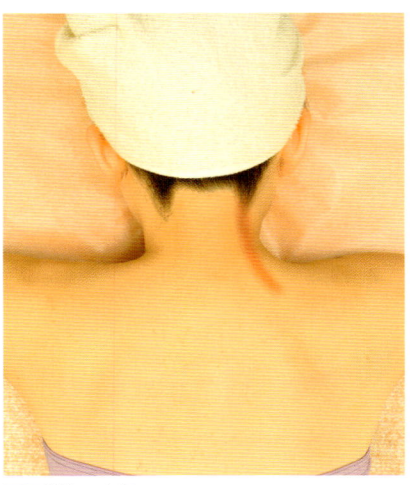
肩甲挙筋の走行。

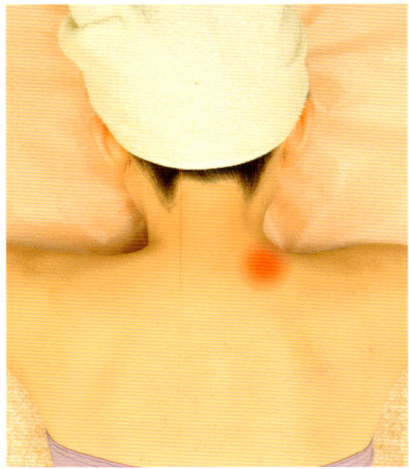
こりを訴えやすい部位。

走行	肩甲挙筋は第1から第4頚椎横突起から始まり、肩甲骨の上角に付着する筋肉
支配神経	肩甲背神経（頚神経4番・5番）、頚神経（3番・4番）
経穴（ツボ）	肩外兪、肩中兪
施術形式	吸引法、WAVE法
使用カップ	吸引法 頚：ガラスカップ3号 肩：ガラスカップ4号・5号、シリコンカップ5号・7号 WAVE法 シリコンカップ5号・7号
吸着の仕方	乳様突起の下から吸着を始める、肩のつらい部分にまで吸着させる
平均吸引数	吸引法 頚：-20〜-35kPa 肩：-30〜-50kPa WAVE法 最大値 -25〜-35kPa、最小値 -1kPa
施術時間	吸引法：5〜15分 WAVE法：10〜15分

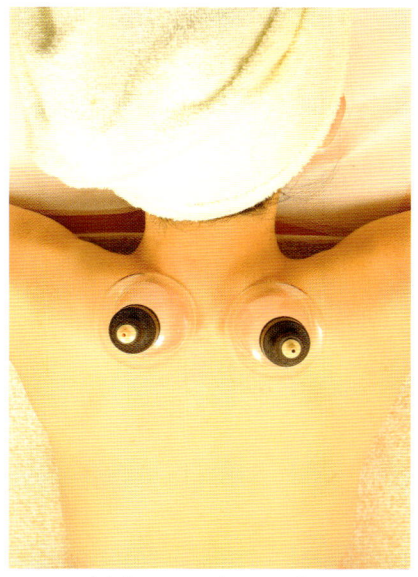
肩甲骨の上角部のつらい部分に吸着する。

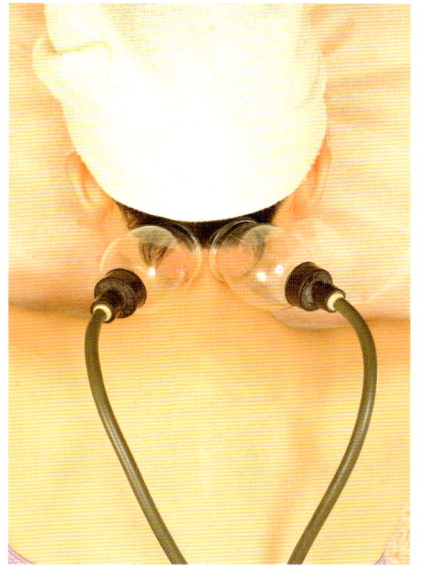
最後に上頸部と合わせて行う。

● 菱形筋タイプ

パソコンのキーボードやマウスの使用、重機などの運転でも症状が現れやすい部分です。

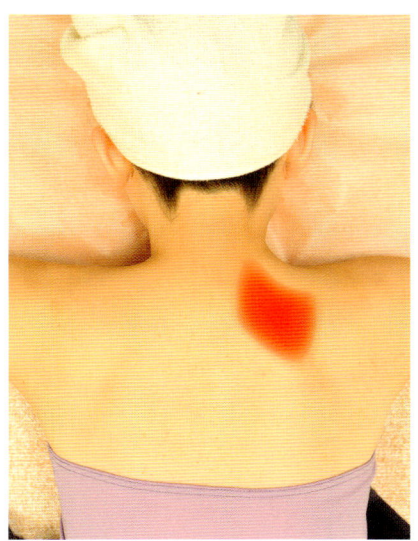
菱形筋の走行。

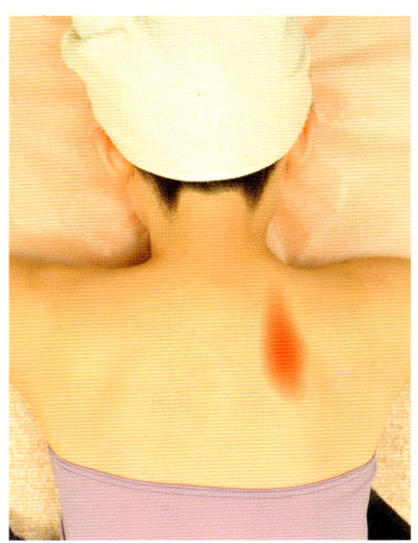
こりを訴えやすい部位。腕を一定の状態で保つ職業の人によく現れる。

走行	起始部は第6頚椎―第4胸椎から肩甲骨内縁まで走行している筋肉
支配神経	肩甲背神経（頚神経4番・5番）
経穴（ツボ）	肓膏、魄戸、附分
施術形式	吸引法、WAVE法
使用カップ	吸引法 頚：ガラスカップ4号 肩：ガラスカップ4号・5号 WAVE法 頚、肩：シリコンカップ5号・7号
吸着の仕方	つらい肩背部に吸着後、頚部にも施術
平均吸引数	吸引法 頚：-30～-40kPa 肩背部：-30～-50kPa WAVE法 肩背部の場合、最大値 -30～-35kPa、最小値 -1kPa
施術時間	吸引法：5～15分 WAVE法：10～15分

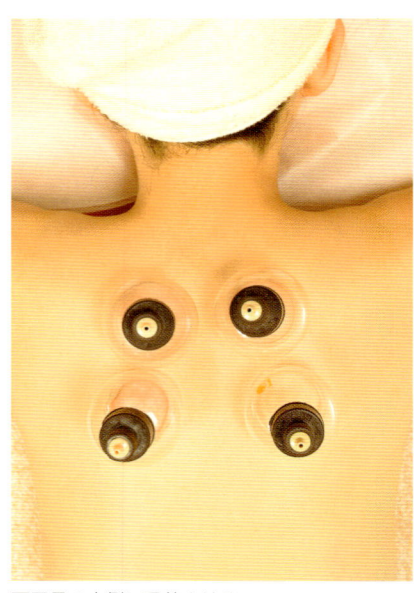

肩甲骨の内側に吸着させる。

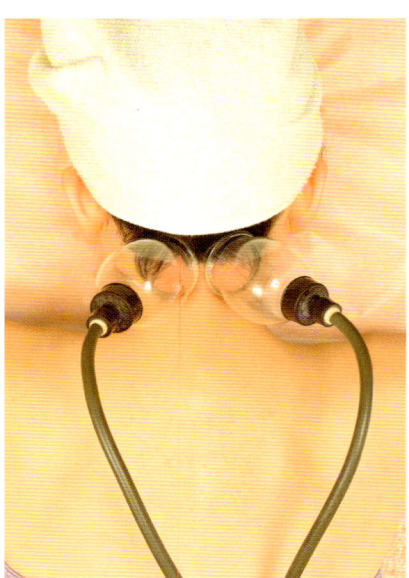

最後に上頚部と合わせて行う。

2. 腰痛の施術

① 腰痛に対する施術方法

腰に痛みが出やすい部分として、以下の3つのタイプがあります。
　①胸腰椎移行部タイプ（胸腰椎の移行部が張る）
　②ヤコビー線タイプ（ウエスト辺りに痛みがある）
　③腰仙椎移行部タイプ（骨盤辺りに痛みがあるタイプ）

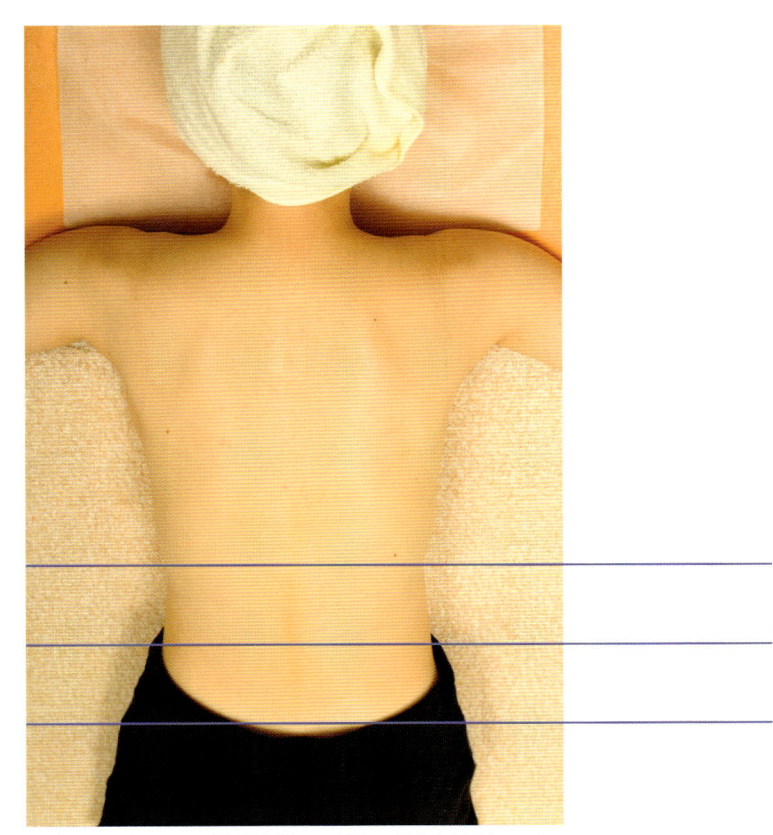

①胸腰椎移行部
②ヤコビー線
　（腰椎の4～5番目辺り）
③腰仙椎移行部

いずれの場合も、まず自覚症状の一番強い部分を吸着し、そこを中心に上下へと施術範囲を広げていく。この方法は、腰痛を引き起こす様々な原因に対して対応できる。

ヤコビー線タイプ（ウエスト辺りに痛みがあるタイプ）の施術例

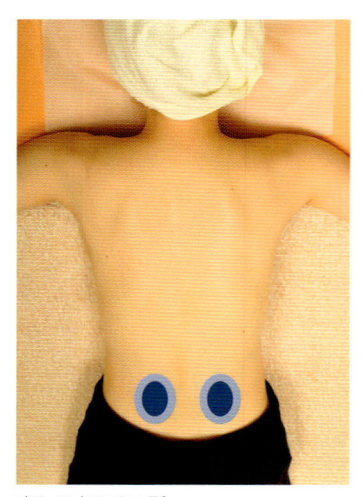

痛みの出やすい所。 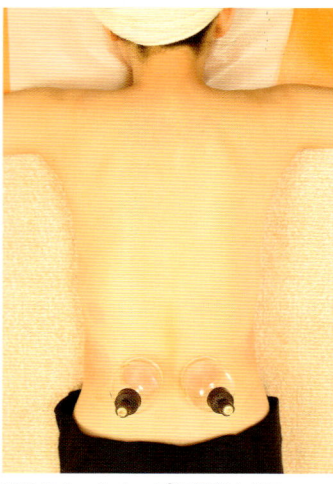　身体に合ったカップを吸着させる。 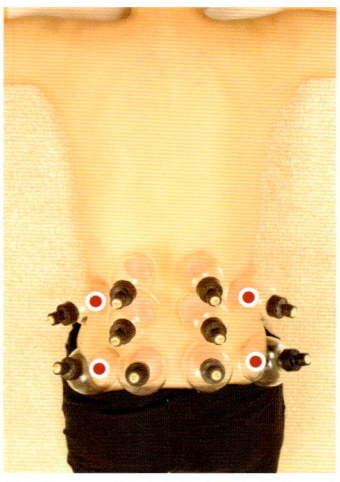　最初のカップを中心に上下にもカップを並べて吸着させる。

■①～③タイプ共通の施術方法

走行	脊柱起立筋（腸肋筋・最長筋・棘筋）＝背中を上から下まで走る太い筋肉 仙棘筋（最長筋・腸肋筋）
支配神経	脊髄神経後枝
経穴（ツボ）	胃兪、脾兪、三焦兪、腎兪、大腸兪、小腸兪
施術形式	吸引法、WAVE法
使用カップ	吸引法 女性はガラスカップ4号でも可、男性はガラスカップ5～6号 WAVE法 シリコンカップ7号
吸着の仕方	つらい所に吸着させ、その上下にもカップを並べていく。余裕があれば●部分にも付ける
平均吸引数	吸引法：-30～-60kPa WAVE法：最大値-30～-55kPa、最小値-1kPa
施術時間	吸引法：10～15分程度 WAVE法：15分

② 変形性脊椎症性の施術

脊椎に極度の変形がある場合は、硬質のカップは使わずにシリコンカップを用いるほうが良いでしょう。

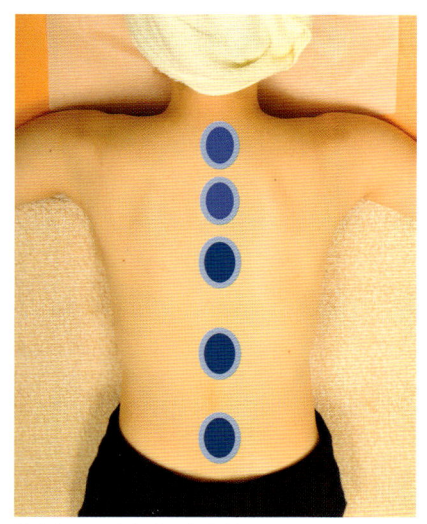

棘突起の圧痛部分に印を付ける。

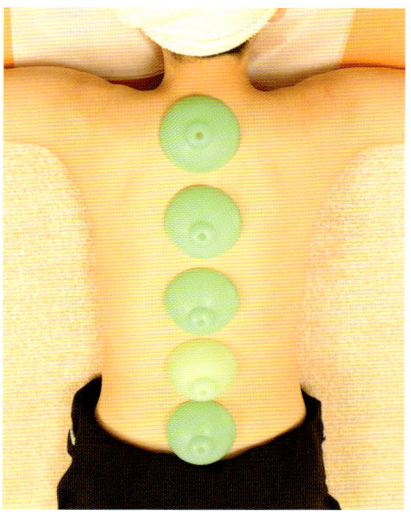

シリコンカップを用いることにより、棘突起にあたるカップの不快感を最小限に抑えることができる。

走行	脊柱起立筋（腸肋筋・最長筋・棘筋） 仙棘筋（最長筋・腸肋筋）
支配神経	脊髄神経後枝
経穴（ツボ）	膀胱経背部兪穴
施術形式	吸引法、WAVE法
使用カップ	吸引法 シリコンカップ5号か7号が望ましい WAVE法 シリコンカップ7号
吸着の仕方	ポイントが狭い場合にはシリコンカップ5号、またはガラスカップ3号にて施術
平均吸引数	吸引法：-30〜-45kPa WAVE法：最大値 -30kPa、最小値 -1kPa
施術時間	吸引法：10〜15分程度 WAVE法：15分

第2章　治療の実際

局所療法

3. 神経痛の施術

① 吸玉で対応できる神経症状

●頚や腰に生じた軽度のヘルニアの場合。血行を良くすることで突出した髄核などが白血球の食作用により消失し、症状改善につながる可能性があります。

●頚や腰骨の変形症や椎間板変性がある場合、その部分の筋肉や手、足へ向かう神経付近の循環も悪くなり、神経症状が現れます。吸玉を吸着し血行を改善すると、症状を緩和させられる可能性があります。

●固くなった筋肉に刺激されて、神経痛が出た場合。吸玉療法で固くなっている筋肉の血行を良くし、筋緊張を改善することで症状の改善につながる可能性があります。

●内臓に変調を来すと体表の皮膚血管が収縮することがあり、手や足の血管にも影響が出て、神経痛が生じる場合があります。そのような時に、吸玉療法を用い内臓の変調を改善すると、症状を軽減させる可能性があります。

注意：ここでの「循環障害」は、血管の病変（動脈硬化その他）ではなく、「筋肉の収縮あるいは硬縮による循環障害」のことを意味しています。

② 後頚部が原因で起こる神経症状の施術法

頚を動かした時に、肩や腕から手指にかけて痛みやしびれを生じることがあります。特に、頚を後ろにそらすような肢位の時に痛みが強くなるので、車をバックで駐車する動作や、うがいなどがやりにくくなります。これは頚骨や軟骨、椎間板の老化により、脊髄から腕に向かう神経根が圧迫されることで起こります。

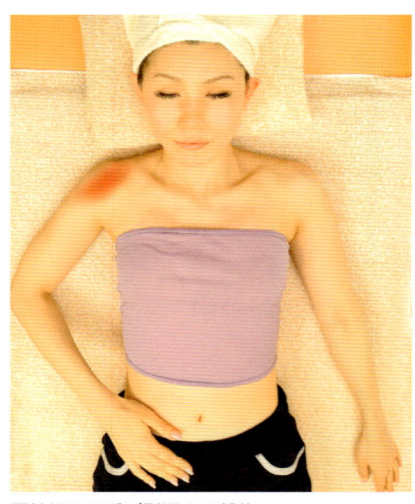

頚神経の５番が影響する部位。 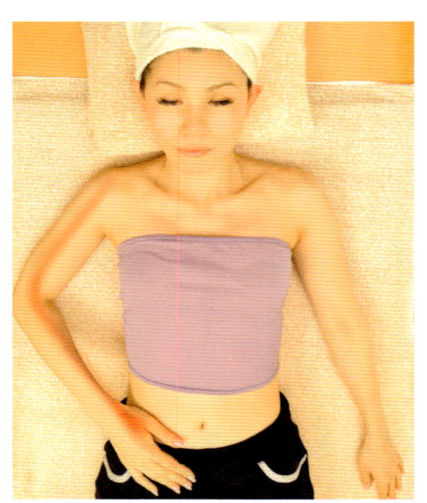　　　　頚神経の６番が影響する部位。

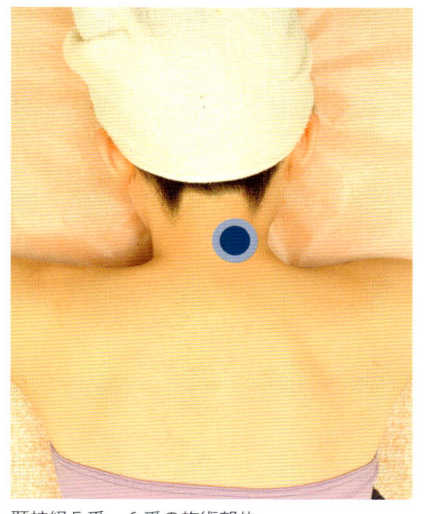

頚神経5番、6番の施術部位。

原因	第5・第6頚椎神経根から出る神経が、上肢に向かう部分で何かしらの障害によって生じる
経穴（ツボ）	頚：崇骨（第6頚椎棘突起下）付近が目安 腕：臂臑、天府、手五里、手三里
施術形式	頚、腕：吸引法 肘から上は吸引法。肘から下はシリコンカップを用いる
使用カップ	頚はガラスカップ3号・4号 肘から上はガラスカップ4号・5号 肘から下はシリコンカップ5号
吸着の仕方	頚の真ん中辺りを目安に吸着する。●印を参照
平均吸引数	頚：-25〜-50kPa 腕：-30〜-40kPa
施術時間	8〜15分

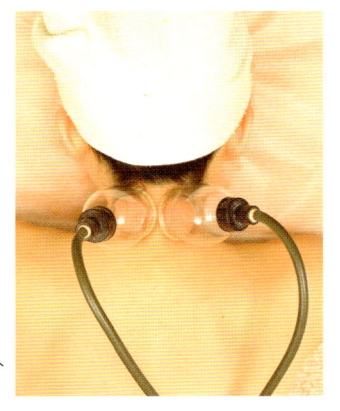

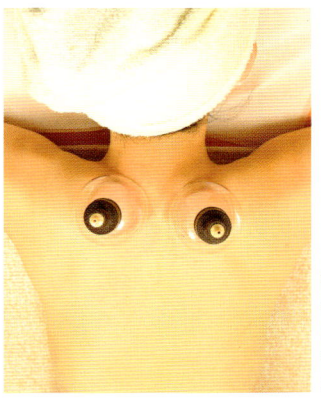

頚神経5番、6番への施術。

頚神経7番、8番への施術。この場合は、腕の内側や指の中指・小指に神経症状が出る。

第2章 治療の実際

局所療法

③ 側頚部が原因で起こる症状

　側頚部を走行している斜角筋が関与して、肩や前胸部の痛み、しびれなどの症状が起こります。また、斜角筋間を走行する腕神経叢が圧迫されると上肢の痛み、しびれが生じます。

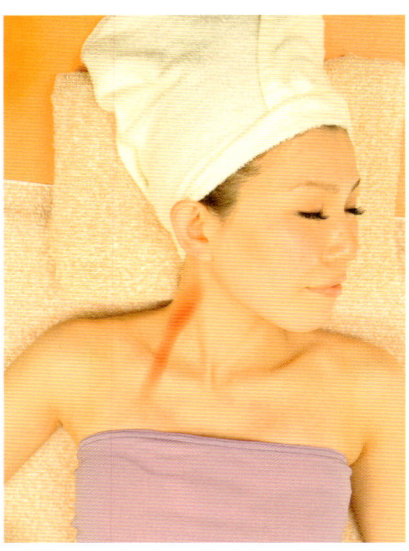

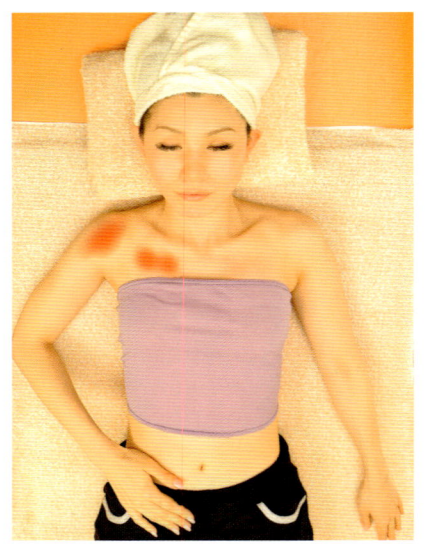

斜角筋の走行。　　　　　　　　　　　前頚部が影響する範囲。

走行	頚椎横突起から第1、第2肋骨
支配神経	前斜角筋：第5～8頚神経 中斜角筋：第3～8頚神経 後斜角筋：第6～8頚神経
経穴（ツボ）	人迎、水突、気舎、扶突、天鼎
施術形式	スライド法が良い
使用カップ	スライド法のボディ用小カップ
吸着の仕方	乳様突起から鎖骨付近まで施術
平均吸引数	-15～-35kPa
施術時間	10～20分。神経症状と効果を見極めながら変化させる

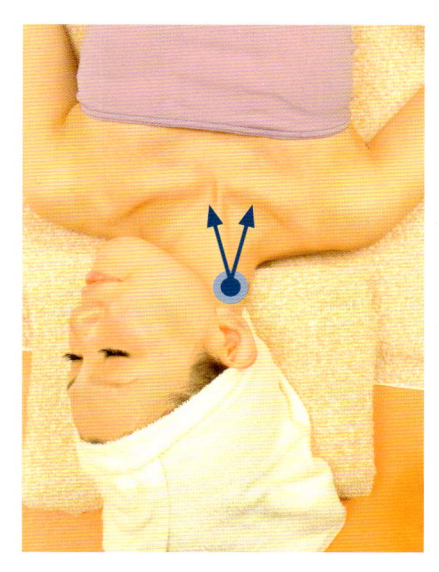

スライド法による施術を乳様突起から鎖骨付近まで行う。

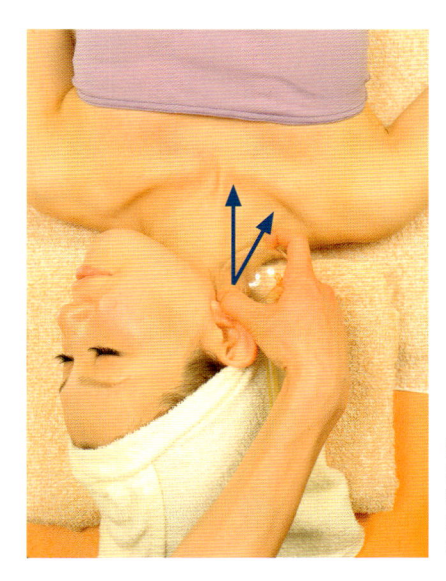

斜角筋の走行に合わせて矢印の方向に滑らせていく。この疾患の場合は、斜角筋への施術が予後を大きく左右するため、念入りにスライド法を施す。その結果、摩擦の痕が残るため、施術をする前に患者に了解を得ておく必要がある。

第2章 治療の実際

局所療法

④ 下肢が原因で起こる神経症状の施術方法

● 大腿神経痛

坐骨神経痛ほど頻度は高くありませんが、大腿前面に症状の原因があることがあります。

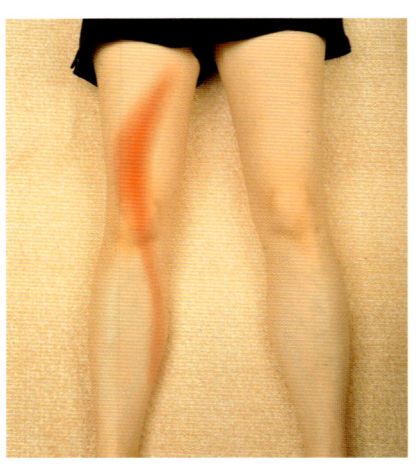

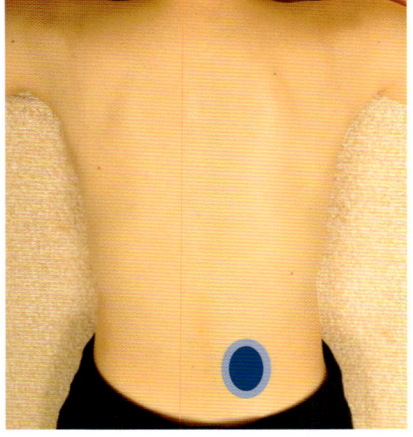

大腿神経痛疼痛域の走行。

大腿神経痛の施術部位。

原因	第4腰椎神経根が下肢に行く部分での何かしらの障害によって生じる
経穴（ツボ）	腰：大腸兪 下肢：衝門、箕門、血海、伏兎、髀関
施術形式	吸引法：腰、下肢 WAVE法：腰、下肢
使用カップ	吸引法 腰：ガラスカップ5号・6号 下肢：ガラスカップ4号・5号 WAVE法 腰：シリコンカップ7号 下肢：シリコンカップ7号
吸着の仕方	ヤコビー線（左右の上前腸骨棘を結んだ線）のライン上●印の部分
平均吸引数	吸引法 腰：-25～-60kPa 下肢：-30～-45kPa WAVE法 腰：最大値 -25～-40kPa、最小値 -1kPa 下肢：最大値 -25～-40kPa、最小値 -1kPa
施術時間	8～15分

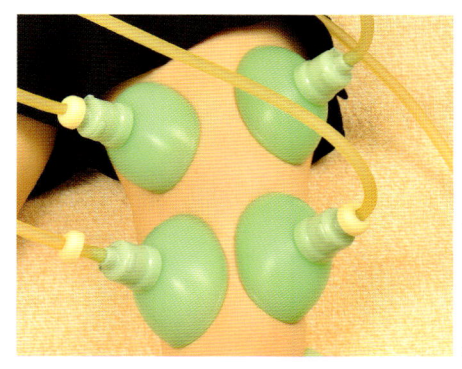

腰に吸着後、神経症状を訴えている大腿前面に施術を行っても良い。これは、神経症状の原因に対しての直接的な施術というより、つらい所を施術されているという満足感により鎮痛効果が期待できる。

● 坐骨神経痛

下肢の後面から脛にかけて生じる様々な症状にかかわっています。

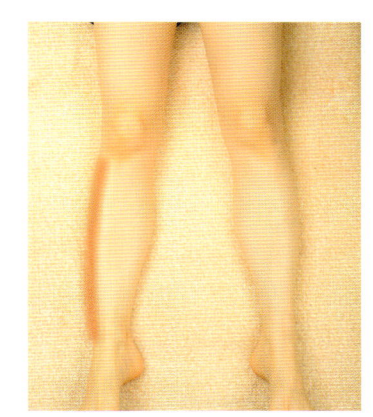

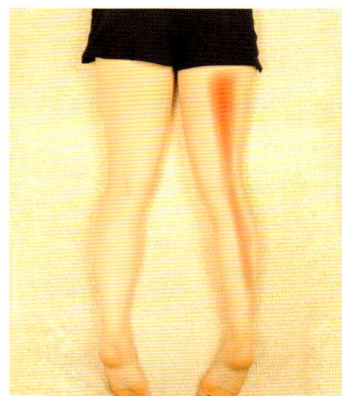

坐骨神経の影響範囲：表　　　坐骨神経の影響範囲：裏　　　坐骨神経痛の施術部位。

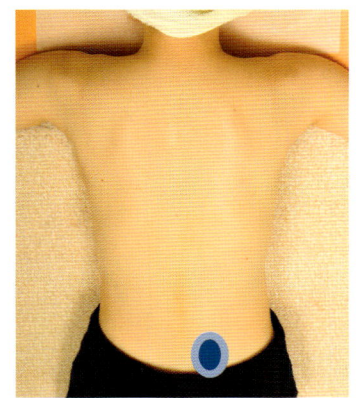

原因	第5腰椎神経根と第1仙椎神経根が下肢に行く部分で何かしらの障害によって生じる
経穴（ツボ）	腰：関元兪、小腸兪、上髎、坐骨 下肢：承扶、殷門、委中、承山、飛陽
施術形式	吸引法：腰、下肢 WAVE法：腰、下肢
使用カップ	吸引法 腰：ガラスカップ5号・6号 下肢：ガラスカップ4号・5号 WAVE法 腰：シリコンカップ7号 下肢：シリコンカップ7号
吸着の仕方	ヤコビー線（左右の上前腸骨棘を結んだ線）のラインの少し下 ● 印の部分
平均吸引数	吸引法 腰：-25〜-60kPa 下肢：-30〜-40kPa WAVE法 腰：最大値 -25〜-40kPa、最小値 -1kPa 下肢：最大値 -25〜-40kPa、最小値 -1kPa
施術時間	吸引法：10〜15分程度 WAVE法：15分

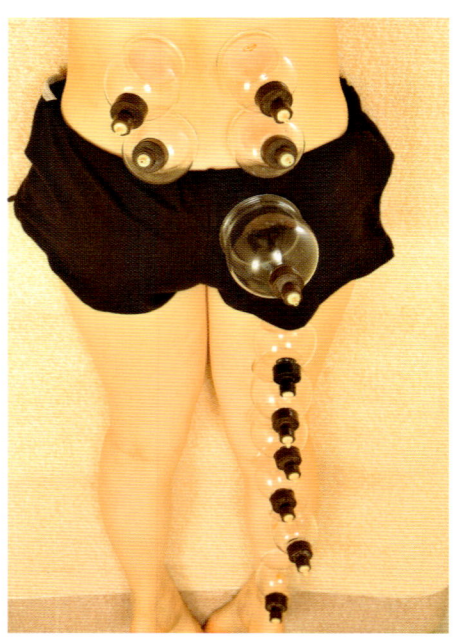

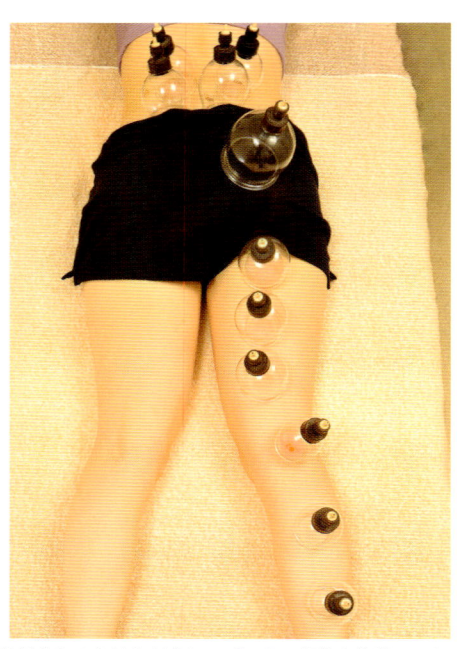

第2章 治療の実際　局所療法

下肢への施術は直接神経症状の緩和とは関係ないが、患者さんの心情を考慮して「つらい部分を施術してもらっている」という安心感や満足感を与えることで、鎮痛効果を引き出す。カップを温めるなど、より鎮痛効果を得られるように工夫することも重要である。

4. 関節痛の施術

① 吸玉の役割

● 膝関節

・関節軟骨を潤す。関節の周りに吸玉を吸着させることで、血行が改善され滑液の分泌を促します。
・関節の支持力（支える力）を付けます。関節の周りにある筋肉（大腿四頭筋）には関節を動かし、関節面を正しい位置で保持する役割があります。筋肉が硬くなると関節にかかる負荷が増加し、関節痛を引き起こしやすくなるため、吸玉で血行を良くし、筋肉を良い状態へと戻すことで関節の支持力を付けます。

● 肩関節

・関節軟骨を潤す。
・肩関節を支えている三角筋や棘上筋の緊張を緩和し、関節を安定させます。

② 吸玉での施術方法

● 膝関節の施術

　大腿四頭筋（内側広筋）の筋力低下に加え、加齢や過去の外傷などの要因により関節痛を生じることがよくあります。また患者さんの状況により、交感神経の影響を受けて痛みが生じることもあります。

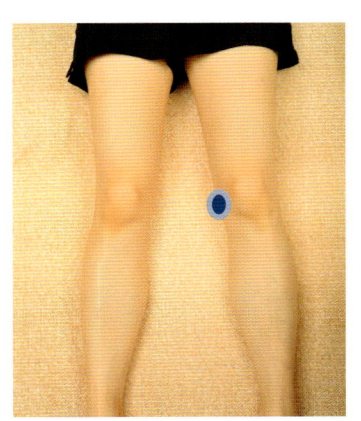

内続裂隙（大腿骨と脛骨の間）。 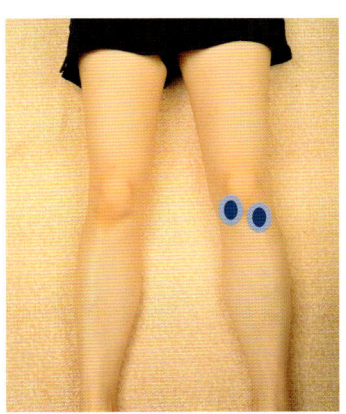　　膝蓋骨の下（膝眼穴）。 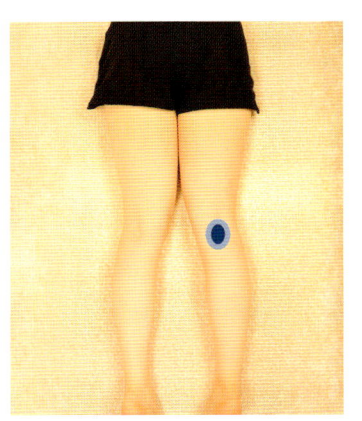　　膝窩（委中穴）。痛みの起こりやすい部位。

走行	大腿四頭筋（内側広筋）：大腿骨粗線内側唇
関連神経	大腿神経（L4）　交感神経
経穴（ツボ）	大腿四頭筋（内側広筋）：血海、箕門 他：梁丘、伏兎 関節：内膝眼穴、外膝眼穴
施術形式	吸引法、WAVE法
使用カップ	吸引法 内膝眼、外膝眼穴：ガラスカップ3号 膝内側：ガラスカップ4号、シリコンカップ3号・5号 大腿部：ガラスカップ4号・5号 WAVE法 膝内側裂隙部：シリコンカップ5号 大腿部：シリコンカップ5号・7号
吸着の仕方	内側裂隙部分に吸着（関節前面は症状に応じて行う） 大腿四頭筋の内側広筋部分
平均吸引数	吸引法 内膝眼：-30〜-60kPa 大腿部：-30〜-50kPa WAVE法 内側裂隙部：最大値 -20〜-35kPa、最小値 -1kPa
施術時間	吸引法：10〜15分程度 WAVE法：15分

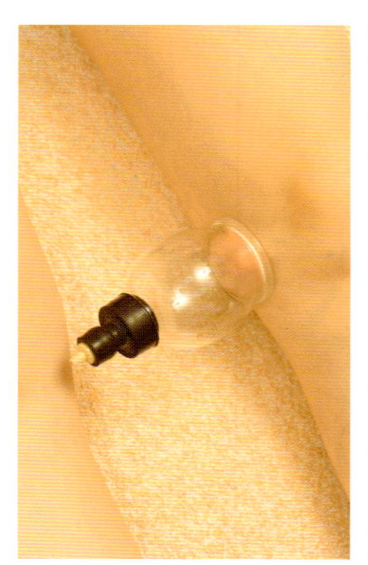

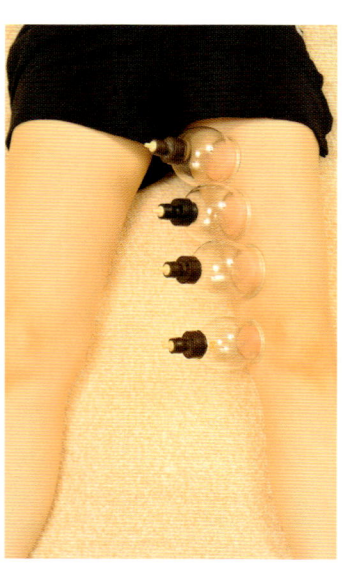

内側裂隙施術の例。　　　大腿四頭筋（内側広筋）にも吸着させる。　　　シリコンカップでの施術。

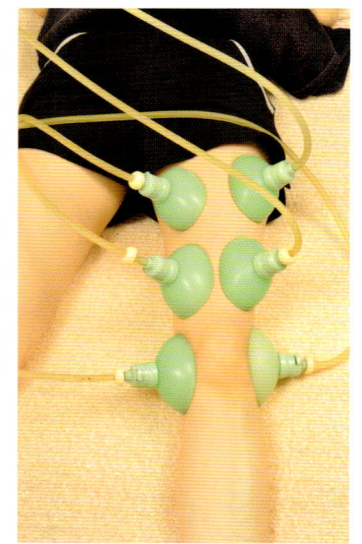

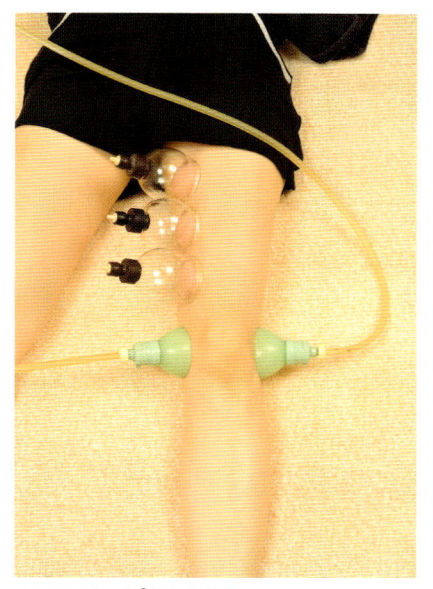

シリコンカップ小との併用。 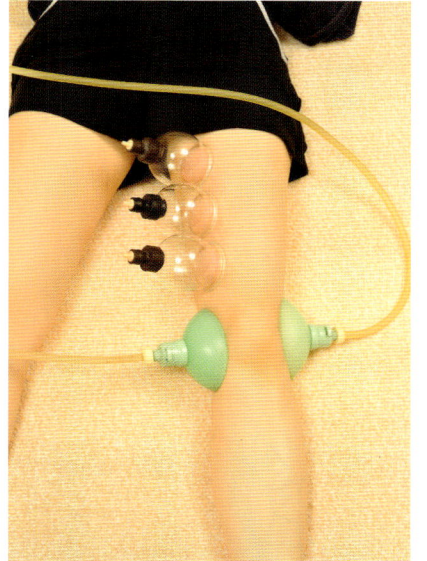　　　シリコンカップ大との併用。

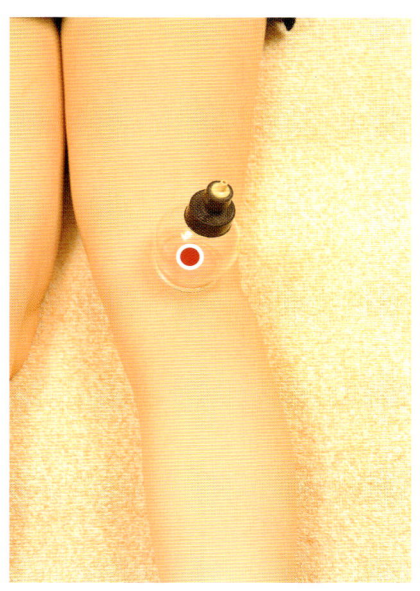

膝蓋骨の下（膝眼穴）にガラスカップ4号を吸着させる。

● 肩関節の施術

　比較的女性に多い症状であることから、育児や主婦業に頚椎の変性等が加わって症状が出ていることも考えられます。肩関節前面に症状が出現することが多いため、この部位への施術を中心に解説します。また、内臓疾患などが脊髄反射を介して肩の症状に影響していることもあります。

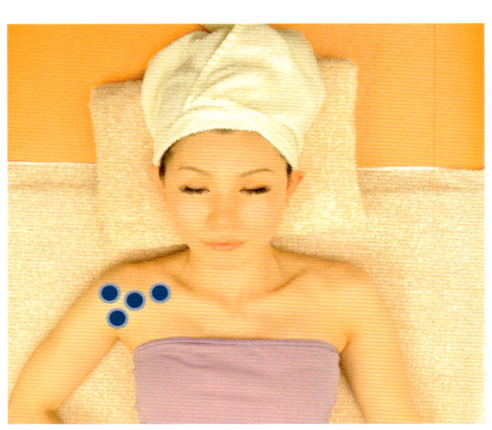

痛みの出やすい部位。

走行	三角筋：肩峰、肩甲棘、鎖骨の1/3から三角筋粗面 烏口腕筋：烏口突起から上腕骨体 上腕骨の大結節付近 上腕骨頭付近（上腕二頭筋、三角筋等の筋腱付着部）に圧痛、硬結が出現する
関連神経	腋窩神経、筋皮神経
経穴（ツボ）	肩関節前面：肩髃、雲門、中府 三角筋：臂臑 他：肩髎、肩貞等、その付近の圧痛部
施術形式	吸引法、WAVE法
使用カップ	吸引法 関節前面、三角筋：ガラスカップ3号・4号、シリコンカップ5号 WAVE法 シリコンカップ5号・7号
吸着の仕方	運動時つらい部分にカップを吸着させる
平均吸引数	吸引法：-30〜-50kPa WAVE法：最大値-25〜-35kPa、最小値-1kPa
施術時間	吸引法：10分程度 WAVE法：15分

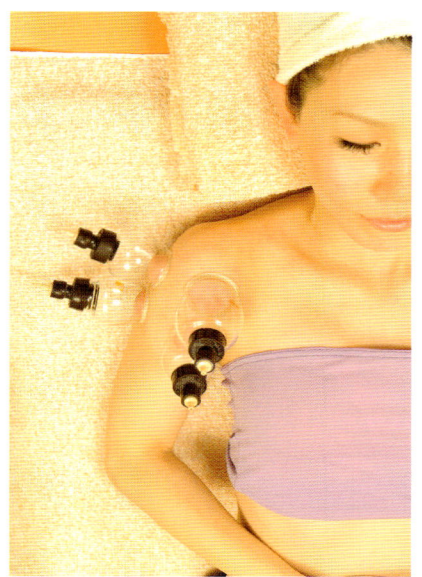

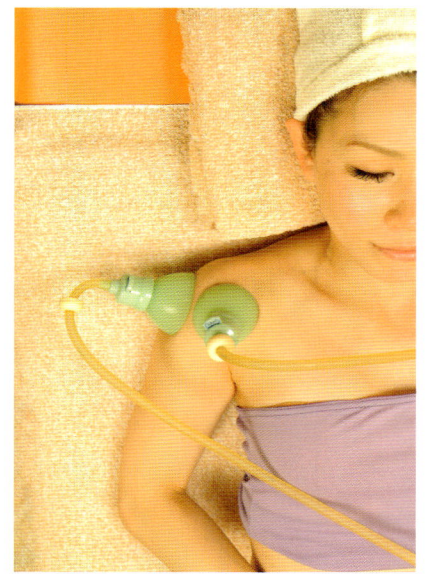

ガラスカップでの施術。　　　　　　　シリコンカップ5号での施術。

③ 禁忌事項

　肩関節では石灰が沈着したり、膝関節では水がたまったりすることなどでかなり強い痛みを生じることがあります。その場合に吸玉療法で血行を良くすると症状を悪化させることになります。
　見極め方としては、就寝中痛みで目が覚めた時、動かして痛みが増す場合は、炎症が強い急性期と判断します。
　軽く動かすと楽になるという場合は、血行を良くする治療を行うことにより症状の改善が期待できる時期だと判断できます。

2　内臓にアプローチした施術

　身体の状況（生活環境、仕事環境、服薬）などにより、内臓に機能異常や病変が生じることがあります。身体の外側から施術することで、内臓の変調を改善することができるのかと疑問に思う人もいるかもしれません。しかし実際には胃の具合が悪くなった時には背中にかゆみ、吹き出物、痛み、こりなどが出現することもあります。

　このように、内臓をコントロールしている神経は、体表面の皮膚にも枝を伸ばしているので、その部分を吸玉で刺激することで内臓が本来の働きを取り戻す手助けをすることができるのです。

　ただし、吸玉で内臓へアプローチする場合には神経の反射作用を利用するので、軽めの施術を心掛けてください（詳しくは平均吸引数を参照）。

内臓体壁反射の図

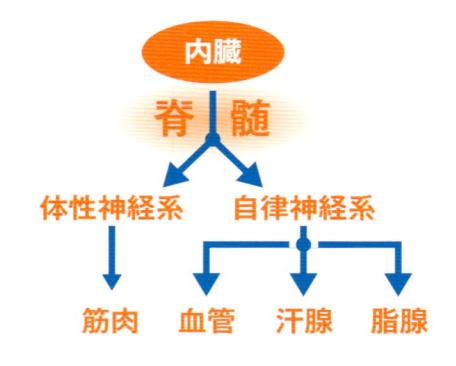

内臓 → 脊髄 → 体性神経系 → 筋肉
　　　　　　　→ 自律神経系 → 血管・汗腺・脂腺

体壁内臓反射の図

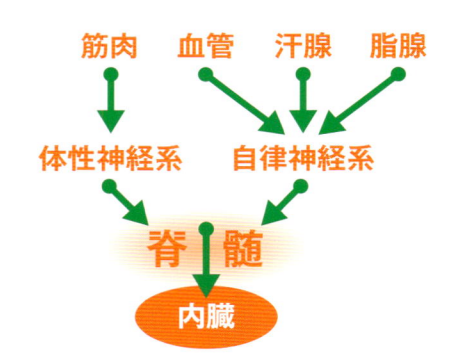

筋肉 → 体性神経系 → 脊髄 → 内臓
血管・汗腺・脂腺 → 自律神経系 → 脊髄 → 内臓

1. 胸腔内臓器の施術

　内臓の反応はこりや痛み、冷え、かゆみといった形で体表面に影響を起こしている場合があります。吸玉療法では、右表で示した施術部位やツボを参考に反応出現部位に吸玉を吸着させることで、症状を緩和することができます。

　風邪をひいてから咳が止まりにくかったり、喘息気味の方にも試してもらいたい施術方法です。

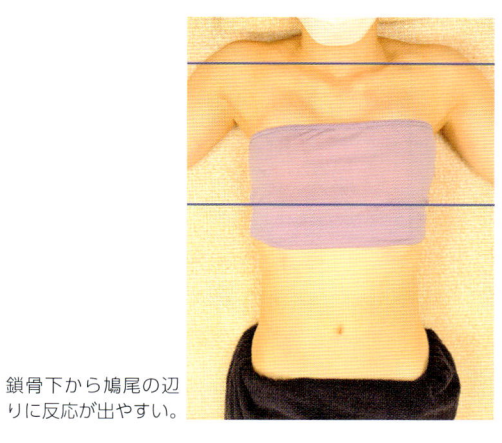

鎖骨下から鳩尾の辺りに反応が出やすい。

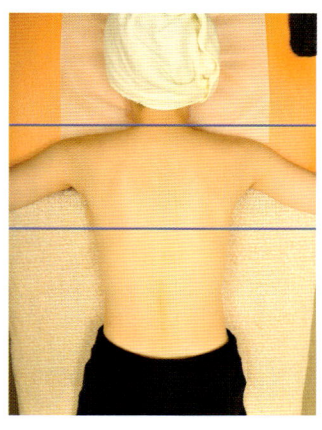

肩の上部から肩甲骨下角まで反応が出やすい。

施術部位	仰向け時：鎖骨下から鳩尾の範囲 うつ伏せ時：第一胸椎辺りから肩甲骨下角の範囲
経穴（ツボ）	〈仰向け時〉 任脈の胸部のツボ（華蓋、膻中）、腎経の胸部のツボ（或中、神蔵、神封）、胃経の胸部のツボ（庫房、屋翳、膺窓）、脾経の胸部のツボ（周栄、胸郷、天谿） 〈うつ伏せ時〉 督脈の胸背部のツボ（大椎、身柱、至陽）、膀胱経の胸背部のツボ（風門、肺兪、心兪、膈兪、魄戸、膏肓、天宗、肩貞）
施術形式	吸引法、スライド法、WAVE法
使用カップ	〈仰向け時〉 吸引法・WAVE法：ガラスカップ4号、シリコンカップ5号も可 スライド法：ボディ用中カップ 〈うつ伏せ時〉 吸引法・WAVE法：ガラスカップ4号、シリコンカップ5号・7号 スライド法：ボディ用中カップ、ボディ用大カップ
吸着の仕方	施術部位からツボを参考に、適当と判断される施術方法により行う
平均吸引数	〈仰向け時〉 吸引法：-20〜-30kPa（息苦しくならないように注意する） WAVE法：最大値-30kPa、最小値-1kPa スライド法：-20kPa程度 〈うつ伏せ時〉 吸引法：-20〜-30kPa WAVE法：最大値-30kPa、最小値-1kPa スライド法：-20〜-30kPa ＊施術の強さは、背部のこりを訴えている時には気持ち良いとされる程度の圧で良い
施術時間 （仰向け・うつ伏せ共通）	吸引法：5〜15分程度 WAVE法：15分程度 スライド法：10〜20分以内

第2章 治療の実際　内臓にアプローチした施術

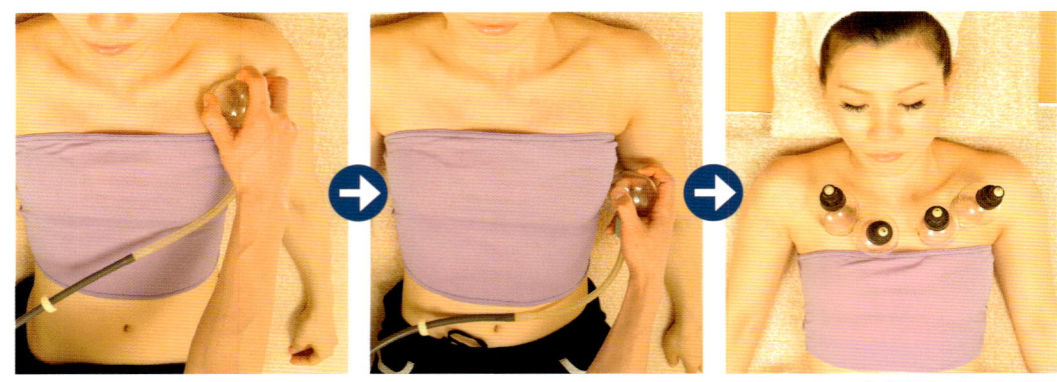

スライド法による施術。　肋骨に沿って胸骨から外へと向ける。　吸引カップでの施術部位（無理に胸の下までは施術しなくても良い）。

2. 腹腔内臓器の施術

　腹腔臓器の反応も神経の反射作用により体表面に現れます。
　臨床の経験から、体調の変化は消化器に反映されやすいと感じているので、そういった症状の場合は、吸玉療法が大変役に立ちます。消化不良、もたれ、食欲不振、軽い潰瘍等も根気よく治療を続けることで症状を和らげることができます。胆石症による痛みでもごく軽度の場合は有効です。また、便秘はシリコンカップによる WAVE 法とも好相性です。

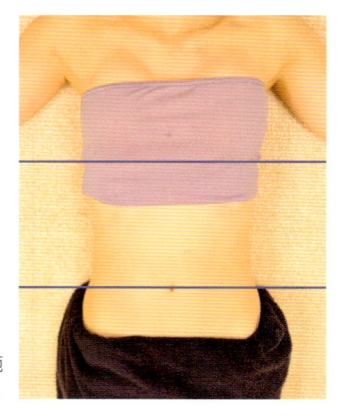

鳩尾から臍までの範囲に反応が出やすい。

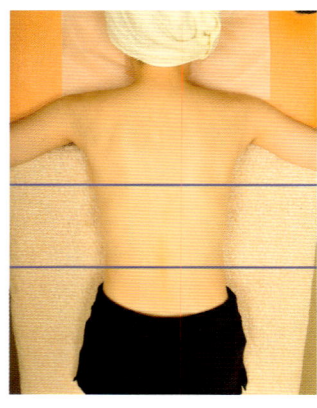

肩甲骨下角からウエスト辺りに反応が出やすい。

施術部位	仰向け時：鳩尾の辺りから臍のラインの範囲 うつ伏せ時：肩甲骨下角からウエストまでの範囲
経穴（ツボ）	〈仰向け時〉 任脈の腹部のツボ（上脘、中脘、下脘）、腎経の腹部のツボ（腹痛谷、陰都、石関）、胃経の腹部のツボ（梁門、関門、天枢）、脾経の腹部のツボ（大横、腹哀）、肝経の腹部のツボ（章門、期門） 〈うつ伏せ時〉 督脈のツボ（至陽、筋縮、命門、腰陽関）、膀胱経の腰背部のツボ（膈兪、肝兪、胃兪、腎兪、大腸兪等）
施術形式	吸引法、スライド法、WAVE法
使用カップ	〈仰向け時〉 吸引法・WAVE法：ガラスカップ4号・5号、シリコンカップ7号 スライド法：ボディ用中カップ、ボディ用大カップ 〈うつ伏せ時〉 吸引法・WAVE法：ガラスカップ4号、シリコンカップ5号・7号 スライド法：ボディ用中カップ、ボディ用大カップ
吸着の仕方	施術部位からツボを参考に、適当と判断される施術方法により行う
平均吸引数	〈仰向け時〉 吸引法：-20〜-30kPa（息苦しくならないように注意する） WAVE法：最大値-30kPa、最小値-1kPa スライド法：-20kPa程度 〈うつ伏せ時〉 吸引法：-20〜-30kPa WAVE法：最大値-30kPa、最小値-1kPa スライド法：-20〜-30kPa ＊施術の強さは、背部のこりを訴えている時には気持ち良いとされる程度の圧で良い
施術時間 （仰向け・うつ伏せ共通）	吸引法：5〜15分程度 WAVE法：15分程度 スライド法：10〜20分以内

鳩尾から臍にかけての施術例

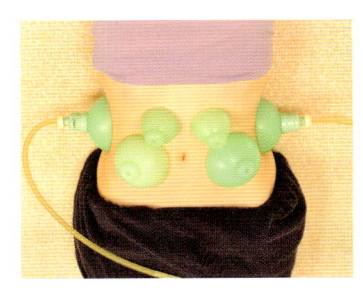

シリコンカップでの施術。

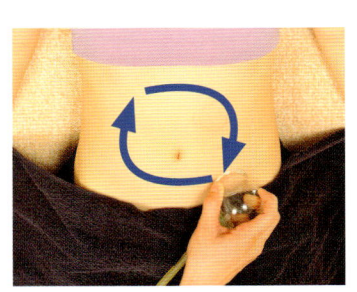

スライド法での施術。

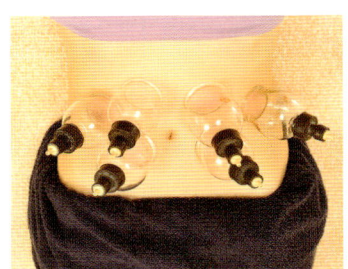

吸引カップの施術。

第2章　治療の実際　〈内臓にアプローチした施術〉

肩甲骨下角からウエストにかけての施術例

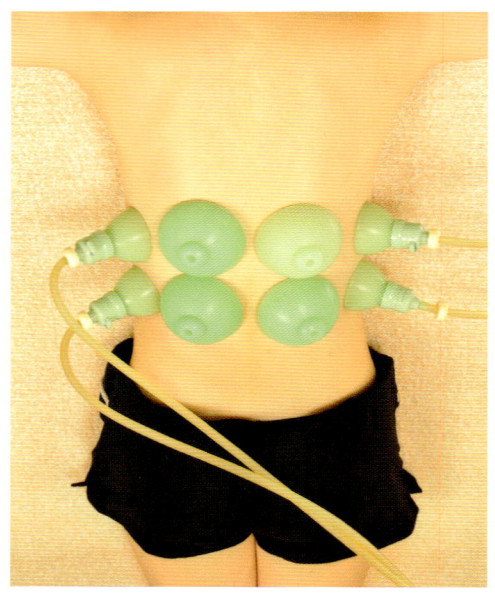

シリコンカップでの施術。

3. 骨盤内臓器の施術

　骨盤臓器の反応も、神経の反射作用により体表面に現れます。当院でよくみられる症状は生理痛、子宮筋腫からくる痛み、すなわち腰痛、下腹部痛です。

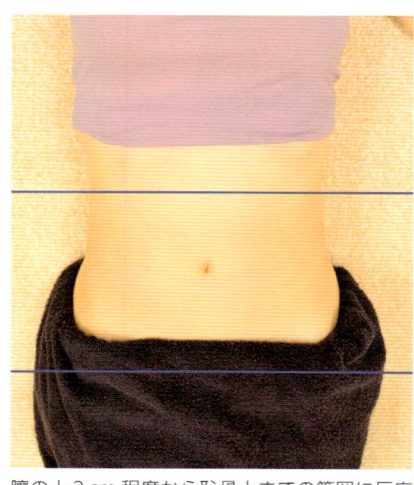

臍の上3cm程度から恥骨上までの範囲に反応が出やすい。

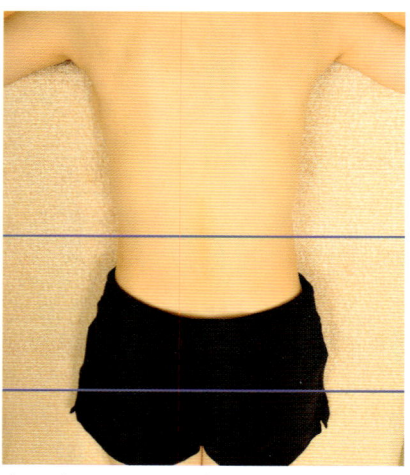

ウエストのライン3cm上から臀部にかけて反応が出やすい。

施術部位	仰向け時：臍の上3cmから恥骨の上の範囲 うつ伏せ時：ウエストラインの3cm上から臀部までの範囲
経穴（ツボ）	〈仰向け時〉 任脈の腹部のツボ（気海、関元、中極）、腎経の腹部のツボ（四満、大赫）、胃経の腹部のツボ（天枢、水道）、脾経の腹部のツボ（腹哀、大横） 〈うつ伏せ時〉 督脈のツボ（命門、腰陽関、腰兪）、膀胱経の腰部のツボ（大腸兪、小腸兪、関元兪、八髎穴、胞肓、秩辺など）
施術形式	吸引法、スライド法、WAVE法
使用カップ	〈仰向け時〉 吸引法・WAVE法：ガラスカップ4号・5号、シリコンカップ7号 スライド法：ボディ用中カップ、ボディ用大カップ 〈うつ伏せ時〉 吸引法・WAVE法：ガラスカップ4号・5号・6号、シリコンカップ7号 スライド法：ボディ用大カップ（患者さんの体質でボディ用中でも可）
吸着の仕方	施術部位からツボを参考に、適当と判断される施術方法により行う
平均吸引数	〈仰向け時〉 吸引法：-20〜-25kPa（息苦しくならないように注意する） WAVE法：最大値-30kPa、最小値-1kPa スライド法：-20kPa程度 〈うつ伏せ時〉 吸引法：-30〜-40kPa WAVE法：最大値-35kPa、最小値-1kPa スライド法：-20〜-30kPa ＊施術の強さは、背部のこりを訴えている時には気持ち良いとされる程度の圧で良い
施術時間 （仰向け・うつ伏せ共通）	吸引法：5〜15分程度 WAVE法：15分程度 スライド法：10〜20分以内

第2章 治療の実際

内臓にアプローチした施術

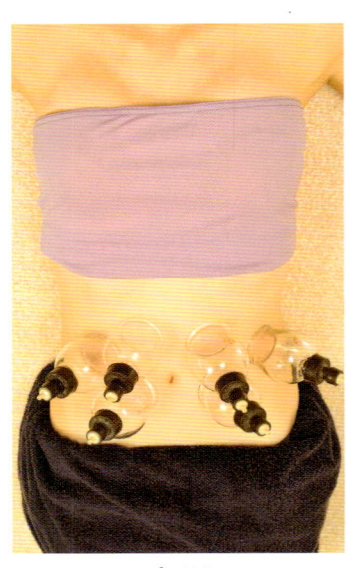

第2章 治療の実際　内臓にアプローチした施術

腹部を吸引カップで施術。

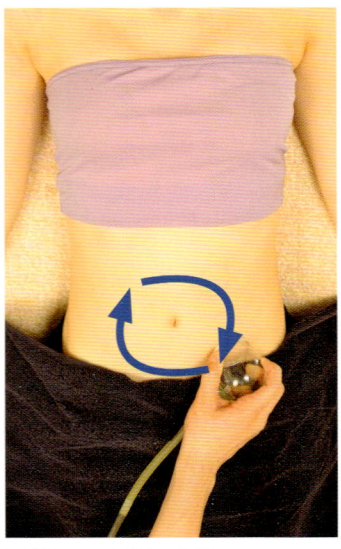

腹部をスライド法で施術。

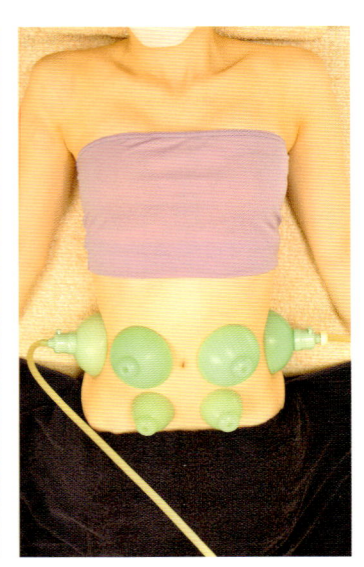

腹部をシリコンカップで施術。

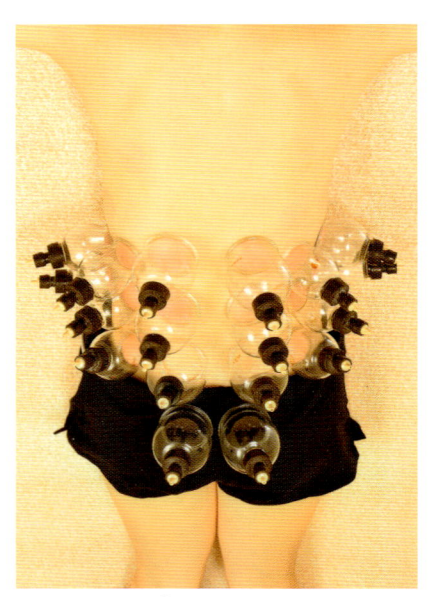

背部を吸引カップで施術。

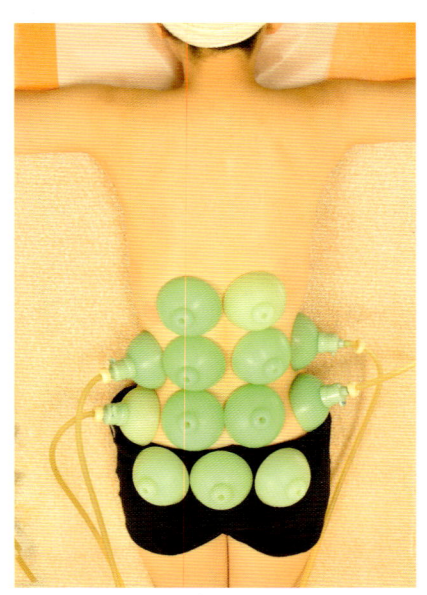

背部をシリコンカップで施術。

3 全体療法（体質改善法）

1. 全体療法の必要性

　だるさや疲れが取れない、不眠、食欲の変化、動悸息切れ、高血圧などといった症状を抱えている患者さんは、強いストレスが短期間に集中していたり、一定以上のストレスが長期化している場合が多く見受けられます。また、肩こりや腰痛、痛み、かゆみ、冷え等、症状の一部は身体の変調を現しています。
　全体療法は身体の機能変化に修正を加える施術方法です。

2. 吸玉療法の適応疾患

　吸玉療法では以下の疾患症状に対応することができます。

循環器……高血圧、神経性狭心症、不整脈
消化器……慢性胃炎、食欲不振、胃痙攣
呼吸器……神経性呼吸困難症、感冒
運動器……肩こり、五十肩、腰背痛、頚肩腕症候群、関節炎
神経系……めまい、不眠、坐骨神経痛、偏頭痛
泌尿器……夜尿症、間質性膀胱炎
内分泌……肥満症
婦人科……月経困難症、更年期障害、冷え症
皮膚科……アトピータイプの皮膚炎

3. 吸玉での施術法

　施術の基本は身体全体に行うことです。全体に吸着させることから刺激量も増すため、1回で治そうと焦らず、だるさやふらつきなどを起こさないように気を配りながら行います。仰向けの状態とうつ伏せの状態で行い、うつ伏せの時に頚や肩など、つらい部分の施術も併せて行うと時間の短縮になります。

施術部位	仰向け時：胸部、腹部、下腹部 うつ伏せ時：背中全般から臀部まで
経穴（ツボ）	〈仰向け時、うつ伏せ時〉 胸腔内臓器、腹腔内臓器、骨盤内臓器のツボ参照
施術形式	吸引法、スライド法、WAVE法
使用カップ	〈仰向け時〉 （胸部）吸引法・WAVE法：ガラスカップ4号、シリコンカップ5号 　　　　スライド法：ボディ用中カップ （腹部）吸引法・WAVE法：ガラスカップ4号・5号、シリコンカップ7号 　　　　スライド法：ボディ用中カップ、ボディ用大カップ 〈うつ伏せ時〉 （胸背部）吸引法・WAVE法：ガラスカップ4号・5号、シリコンカップ5号 　　　　スライド法：ボディ用大カップ（患者さんの体質でボディ用中でも可） （腰背部）吸引法・WAVE法：ガラスカップ5号・6号、シリコンカップ7号 　　　　スライド法：ボディ用大カップ
吸着の仕方	施術部位からツボを参考に、適当と判断される施術方法で行う ストレスを感じさせず、心地良さを重視し施術を行う 患者さんの体力、血圧に余裕があれば下肢に吸着させるのも良い
平均吸引数	〈仰向け時〉 吸引法：-20〜-25kPa（息苦しくならないように注意する） WAVE法：最大値-30kPa、最小値-1kPa スライド法：-20kPa程度 〈うつ伏せ時〉 吸引法：-30〜-40kPa WAVE法：最大値-30〜-50kPa、最小値-1kPa スライド法：-20〜-35kPa 　＊施術の強さは、背部のこりを訴えている時には気持ち良いとされる程度の圧で良い
施術時間 （仰向け・うつ伏せ共通）	吸引法：5〜15分程度 WAVE法：15分程度 スライド法：10〜20分以内

仰向け時の施術

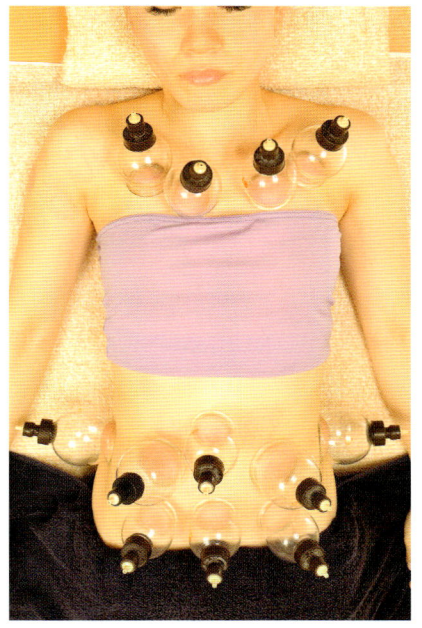

吸引カップによる施術法。

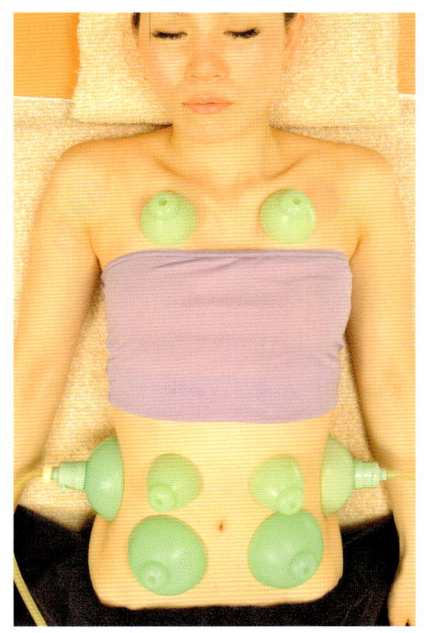

シリコンカップによる施術法。

うつ伏せ時の施術

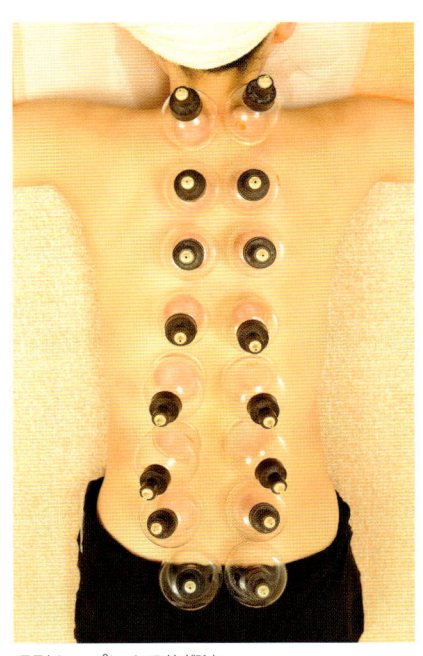

吸引カップによる施術法。

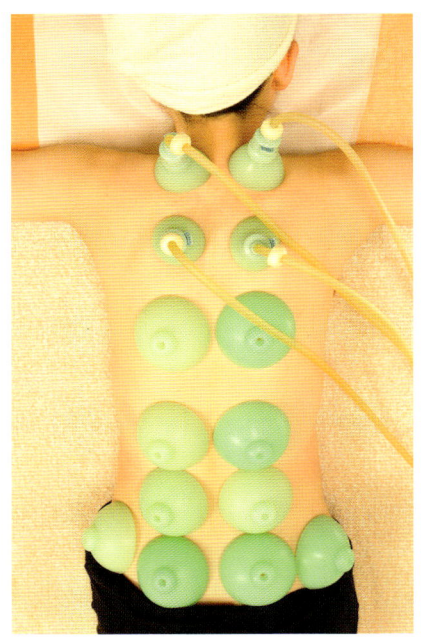

シリコンカップによる施術法。

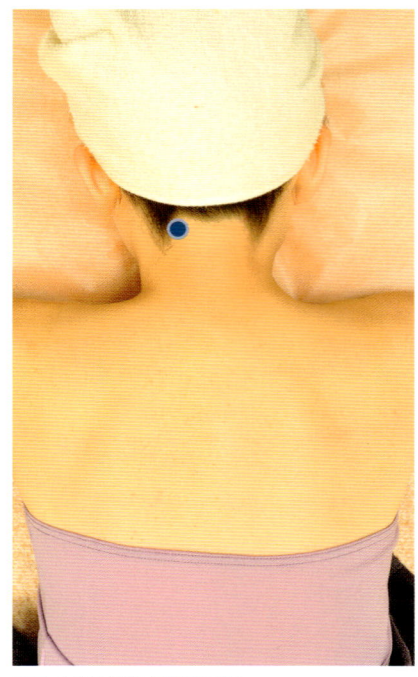

第2章 治療の実際　全体療法（体質改善法）

スライド法の起点部の目安。

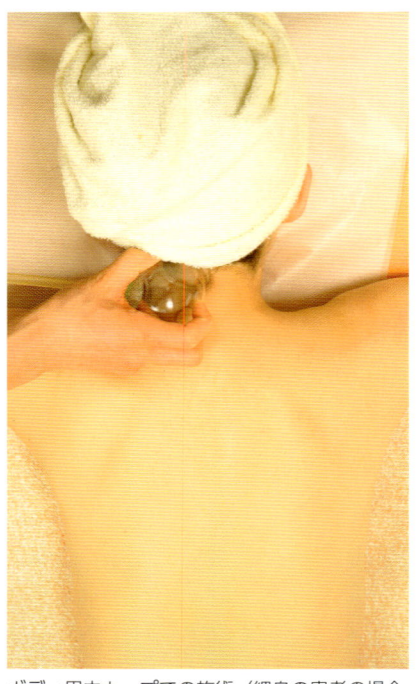

ボディ用中カップでの施術（細身の患者の場合はボディ用大カップでのスライド法が難しいため、頚部、肩の部分は中カップで対応することが多い）。

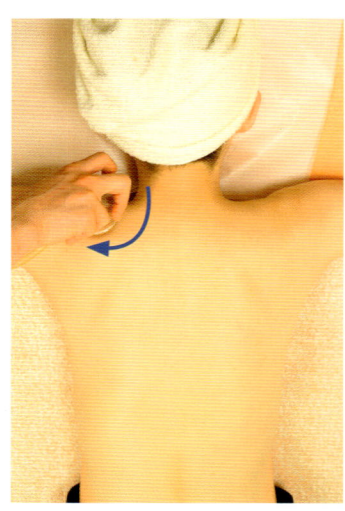

僧帽筋に沿ってカップが皮膚から離れないように注意して行う。

肩甲骨上角から肩背部までカップを滑らせる。

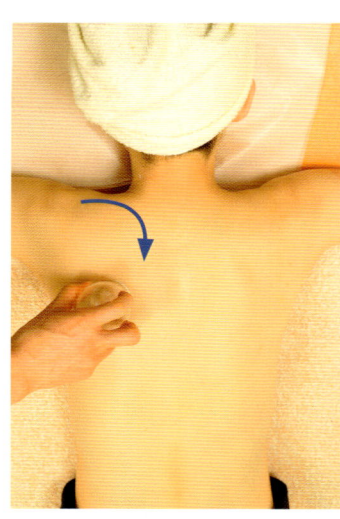

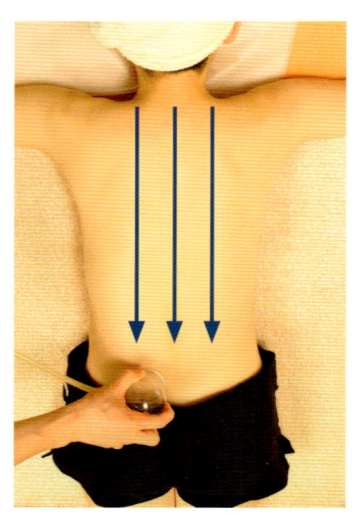

仙骨上までゆっくりとカップを滑らせていく。

第3章
吸玉美容

＜1＞ **吸玉スライド法について**
　　（1）スライド法の特徴
　　（2）スライド法の適応と活用
　　（3）スライド法の注意点
　　（4）オイルについて

＜2＞ **リンパに対する
　　　吸玉スライド法**
　　（1）リンパの流れが促進されると……
　　（2）リンパの走行
　　（3）リンパに対するスライド法の
　　　　基本テクニック
　　（4）リンパに対するスライド法
　　　　テクニック

＜3＞ **フェイシャル**
　　（1）顔への効果
　　（2）顔に対するスライド法の
　　　　注意点
　　（3）顔に対するスライド法の
　　　　基本テクニック
　　（4）顔に対するスライド法
　　　　テクニック

1 吸玉スライド法について

　吸玉療法の施術法には、吸引法とスライド法とWAVE法があります。それぞれに利点や特徴があり、治療や美容、健康増進という目的に使用できます。
　吸玉療法は元来、治療や健康維持を目的として発展してきましたが、「カップを滑らせることで今までとは違う効果が得られるのではないか」という期待から、スライド法用の吸玉カップが考案され、そこに新たな技術と効果が見出されました。以来、吸玉は治療分野にとどまらず美容分野においても幅広く活用され、人々の生活により身近なものとして様々な成果をもたらしています。
　吸玉スライド法を症状や目的に合わせて活用することで、健康だけでなく美容の面での効果も期待できるのです。

● カップの紹介

　スライド法は皮膚面にオイルやジェルを塗り、スライド用カップを吸着させた状態で滑らせます。カップに開いている小さい穴を指で開閉することで非常に細やかな圧調節を行うことが可能です。
　カップの大きさは施術部位に合わせて選択します。

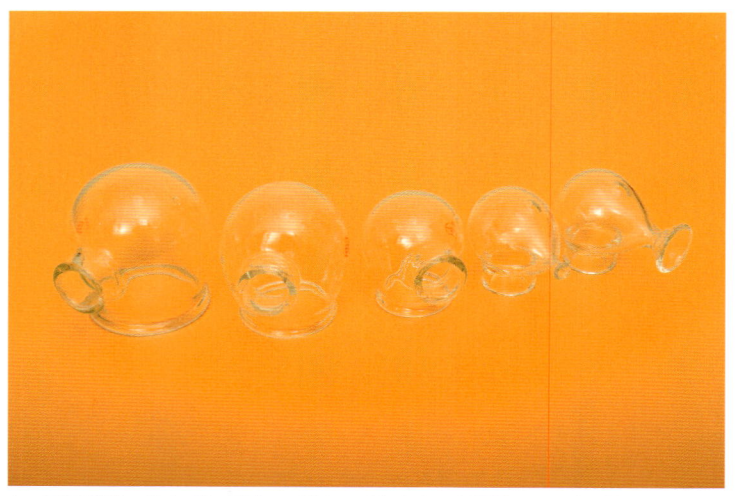

カップの種類。（左から）ボディー用カップ大中小、小鼻用、フェイス用。

● ポンプの紹介

　吸引法を行う場合と同じポンプを使用します。ただし、手動式ポンプ（ハンドポンプ）はハンドル操作によって減圧するため、均一の圧を保つことが困難な上、一度カップが皮膚面から離れてしまうと、再度理想の圧に調整するのに時間と手間を要します。カップを持続的に滑らせスムーズな施術を行うためにも、吸引ポンプは電動式のものを使用するのが前提です。

※「カップの穴を開閉する」という指先での圧調節に慣れるまでは、吸引圧のメモリの値を低目に設定して行います。急に強い圧で吸引してしまうと、瞬時に丸い痕が残ってしまう場合もありますし、患者さんに痛みを与えてしまうとそれは不安感につながり、筋肉も緊張してしまいます。

1. スライド法の特徴

　スライド法における作用のしくみは吸引法の場合とほぼ同じですが、スライド法にはスライド法でしか得られないような効果、魅力があります。

① 溢血斑がつかない

　これは吸引法とのとても大きな違いです。治療においても、美容においても「吸玉はやりたいけれど、痕が残るのが困る」という人もいます。例えば水泳などで水着になる人、温泉やレジャーに行く予定のある人、夏には薄着になるので露出部分が増え、痕が見えてしまうと困るという人などの場合はスライド法は痕が残らず、とても有用です。

　また衣類から露出される部分の首すじや肩はスライド法で行い、背中や腰といった衣類で隠せる部分は痕が残る吸引法で行う、と使い分けることも可能です。

② 吸玉療法に怖さや不安のある人も、リラックスして体験できる

　「吸玉療法に興味はあるけれど、実際に施術を受けるまでは踏み切れない」という人や「お腹を吸引するのは何だか怖い」という人にとって、スライド法はとても体験しやすい施術です。

　また初めにスライド法を体験し、そこから吸引法、また吸引法とスライド法を織り交ぜて行う、といったように発展させていくことができるので、吸玉療法を気軽に始められる良いきっかけになります。

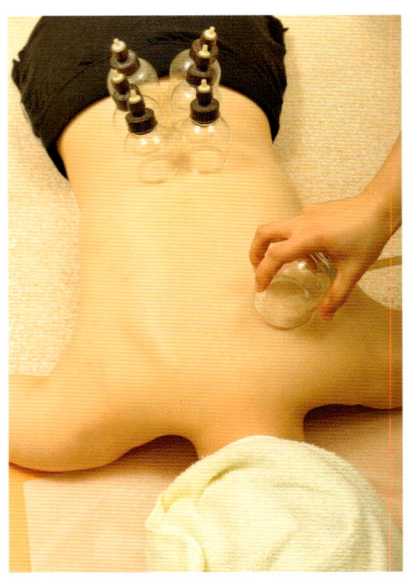

衣類で隠れる腰部は吸引法で施術をし、露出される肩付近をスライド法で行う、というように吸引法とスライド法を織り交ぜて施術をするという方法も有効。

③ オイルによってカップをスライドさせ、"気持ち良い"と感じることで、神経の機能調整や筋肉のリラックスがもたらされる

　吸引法には吸引法の気持ち良さがありますが、スライド法にはそれでしか得られない独特の気持ち良さがあります。"気持ち良い"と感じることは、単なるリラクゼーション効果にとどまらず、日常生活で乱れがちな自律神経系の機能を整え、正しい働きを取り戻す手助けとなります。常に交感神経優位になりがちな現代社会において、交感神経と副交感神経とのバランスをはかることは、身体内部の機能を整えることにつながり、健康維持や美容という面においても大きな役割を果たします。
　そのためには、いかに気持ち良いと感じられる施術ができるかということがポイントになります。器具の扱いやテクニックの訓練によってスムーズな施術を行うことで、効果はより大きくなります。

④ 皮膚の抵抗力を高める

　1回の施術では難しいですが、続けていくうちに皮膚自体の抵抗力が強化されると考えられます。

⑤ アロマオイルや保湿オイル、痩身効果のあるジェルなどとの併用で相乗効果が得られる

　スライド法は吸引法と違い、カップを滑らせるためにオイルやジェルを使用します。そのオイルやジェルを工夫することで、吸玉療法との相乗効果が期待できます。

⑥ 指先の操作により、非常に細かい圧調節が可能

　スライド法では指での圧調節が可能なので、大型の吸引機とは違い身体の部位ごとに細かく圧調節を行うことができます。身体の状態を指先の感覚と目で感じ取りながら、細やかに圧調節を行うことができます。そうすることで、より繊細で気持ちの良い施術が行えます。

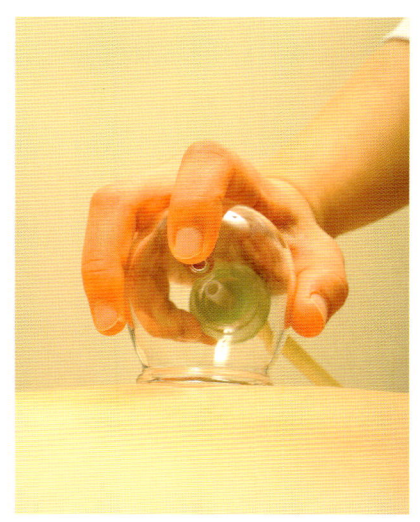

カップに開いている穴を指先で開閉し圧調節を行うことで非常に繊細で気持ちの良い施術が可能になる。

⑦ 細かい圧調整と手首による角度調節によって、体側部のような角度条件の悪い部分にも吸玉療法ができる

　吸玉を滑らせていくなかで、手首を使って角度調節ができれば、肋骨付近や膝回りのような凹凸のある部分や、身体の側部のような斜めになっている部分でも吸玉カップがはずれる心配をせずに施術を行うことができます。

⑧ 体液や組織の方向付けに効果的

　吸玉カップを滑らせることで、血液やリンパ液の「流れ」が促進され、デトックス効果が期待できます。また脂肪などの組織に対しての方向付けを行い、リフトアップなどに大きな効果を発揮します。

第3章　吸玉美容

吸玉スライド法について

2. スライド法の適応と活用

　スライド法の作用、効果は幅広く、目的に応じて使用方法を変えることで多様に活用することが可能となります。治療、美容、予防、健康維持などにおいて大きな力を発揮し、その可能性を更に高めるものです。

① 治療において、溢血斑をつけずに行いたい場合
② 引き締め（むくみの除去、水ぶとりの解消）
③ 血行不良による様々な症状
④ リラクゼーション（ストレスの除去）
⑤ 筋緊張や神経過敏による痛みの軽減
⑥ 自律神経系の機能調整

※スライド法は基本的にとても気持ち良いものですが、その"気持ち良い"という感覚を持つことは、反射作用として筋肉や神経系のリラックスをもたらします。そうすることで筋緊張や神経過敏によるこりや痛みが軽減し楽になっていきます。ここで重要なことは、気持ち良いと感じる施術を行うことです。受け手にリラックスをもたらすには、ゆっくりとした単調なリズムでスムーズに行うことが肝心です。痛みや不安を与えてしまうと、全く逆の結果へと結びついてしまいます。また、スライド法を脊柱部分や脊柱の両側部に施術することで自律神経の機能が整います。この自律神経の機能を調整するということは、不定愁訴の軽減をもたらすなど、身体本来の働きを取り戻し体調不良の根本を取り除くことにつながります。また美容においてもそのことは非常に重要なことです。

⑦ 圧するとひどく痛むような激しいこりをほぐす場合

※強いこりがある部位は、吸玉で吸引されたり手指で押されたりすると違和感を訴える場合もありますが、そのような時にはスライド法のソフトな刺激が非常に喜ばれます。

⑧ 強い力と労力を要する施術

※こりをほぐす場合もそうですが、痩身やセルライト除去などを目的として施術を行う場合には、かなりの力と労力を必要とします。吸玉療法では真空ポンプによる吸引圧調節が可能なので、強い圧も簡単に加えられます。更に手で行う施術に比べ、より深部へと刺激を伝えることができるので、施術者の労力を大幅に軽減してくれます。

⑨ 皮膚の若さを保つ・取り戻す
⑩ フェイシャル
※顔や小鼻に施術をするための専用のスライドカップによって顔にも吸玉療法を行うことができます。

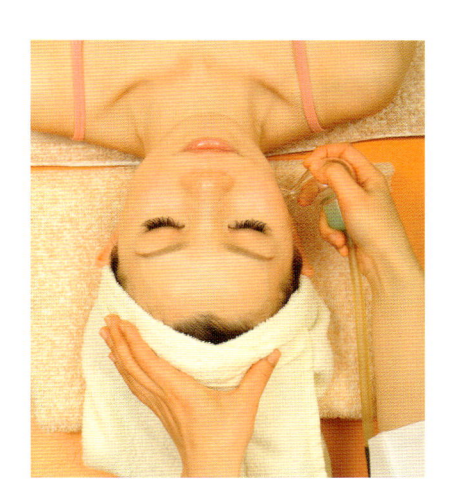

⑪ 便秘に効果的

※カップを滑らせるスライド法のテクニックが腸の蠕動運動を活発化させ、便通を促します。

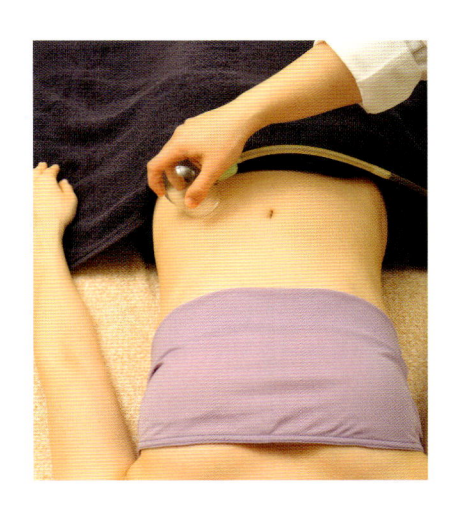

⑫ 免疫力、抵抗力アップ
⑬ 組織の方向づけ。リフトアップ
⑭ リンパ流の促進
⑮ 血行の促進
⑯ セルライト

> 　上記の他にも、吸玉スライド法は吸引法で紹介した効果にも対応しています。また吸引法とスライド法を組み合わせて行うことで得られる相乗効果というものもあります。吸玉スライド法は自律神経系の調整や、ホルモンバランスを整えるという面において非常に効果的に作用します。施術者が「吸引法＝治療、スライド法＝美容」といった概念を取り払って施術に当たることで、健康と美容、身体に対する理想を総合的に叶えるものになります。

3. スライド法の注意点

① 皮膚の反応について

　皮膚が敏感な人や蕁麻疹体質の人などは、吸引圧を加えると血行が促進されることによる皮膚温の上昇によって、痒みを訴えたり蕁麻疹を起こす場合がまれにあります。

　また、使用するオイルやジェルに含まれている成分自体にアレルギーを持っている場合も考えられるので、施術の前にあらかじめ皮膚の状態、体質、アレルギー等を聞いてから行い、施術中も注意深く皮膚の様子を観察し違和感（痒みやヒリヒリとした感じなど）の有無を確認しながら進めます。

② 溢血斑や皮膚の紅潮について

　吸玉療法の吸引法による溢血斑の現れ方は人によって千差万別です。またスライド法においても同様のことが言えます。圧を間違えると、瞬時に丸く溢血斑が残ってしまう場合もあるので、どうしても斑が残ってはいけない場合には指先での圧調節に細やかな注意を払う必要があります。また、スライド法では広い面積で血行が促進されるので、施術箇所全体が紅潮する場合があります。あらかじめ多少の皮膚の紅潮を伝えておくこともトラブルの回避につながります。

③ 圧の強さについて

　スライド法を行う上での吸引圧の強さは、気持ち良い程度で行い、痛みを与えないことが基本です。治療においても言えることですが、特に痩身目的で機器を使用する場合に、非常に強い刺激でも受け手が痛みを我慢していることがあります。痛みを与える施術は、毛細血管を傷付けたり、むくみを悪化させたり、と効果を半減させるどころか悪い効果を導いてしまう場合もあります。何より「痛い」と感じることで筋肉や神経系は緊張し、ほぐれるどころではなくなってしまいます。結果を急いで、痛みを与えるような強い圧で施術を行うことは避けなくてはなりません。

④ 頚部について

　リンパ流の促進を行う時に、頚部や鎖骨付近の施術は非常に重要になりますが、頚部には気管があります。のどに近い部分を施術することで、息苦しさを与える場合もありますので注意して行います。また、前頚部には迷走神経も走行しているため、過剰な刺激は神経系に余計な影響を与えるので注意が必要です。

⑤ 浮腫について

　重度の浮腫の場合では組織が水分で腫れあがり、皮膚が薄く柔らかくなっていることがあります。この状態に対して吸引圧を加えたり、スライド法を行うことは非常に危険です。施術の可否が判断できない場合は無理に行わないようにします。また医師の同意を得てから施術を行うという対応も必要です。

⑥ 皮膚直下に骨がある部分について

　皮膚直下の骨による凹凸がある部分に、無理矢理カップを滑らせることは、皮膚に傷を付けたり痛みにつながるので避けましょう。

4. オイルについて

　使用するオイルは、オリーブオイル、ホホバオイルなど皮膚に優しく吸玉カップをなめらかに滑らせることのできるものを使用します。またアロマオイルを使用し芳香による効果を求めたり、痩身用のジェルなどを使用しても効果が期待できます。
　ただ、使用方法によっては吸玉療法による刺激は手で行う施術と比べて刺激が大きくなります。ガラス素材のものが皮膚面を滑って摩擦が生じるということ、吸引による刺激は手による刺激よりもより深部へと伝わるということ、そして血行を促進するため広い面積で皮膚温が上昇するということなどから、皮膚の弱い人や蕁麻疹体質の人には注意が必要です。

2 リンパに対する吸玉スライド法

1. リンパの流れが促進されると……

　リンパの大きな働きとして、運ばれてきた細菌やウイルスをリンパ節で破壊するという機能や、死滅した細胞や蛋白質、老廃物、細菌、余分な水分などを運び排泄させるという機能などがあります。このような働きを持つリンパの流れを促進することで、次のような効果が期待できます。

- ニキビや吹き出物、傷痕が治りやすくなる
- むくみが解消する
- 疲れやだるさが取れる
- 新陳代謝のアップ
- 冷えが取り除かれる
- 血行の促進
- 肌のたるみ、くすみ、しみに効果的
- 肩、首のこり、腰、腕、足の疲れや重だるさを取り除く
- 慢性的なむくみの解消によるサイズダウン
- 免疫力、抵抗力の向上

2. リンパの走行

　リンパ管は全身にくまなく分布し、合流しあいながら次第に太くなっていきます。リンパ管の大きな合流点をリンパ節といい、主に頚部、鎖骨付近、胸部、腋の下、腹部、鼠径部、膝の裏に多く存在します。

主なリンパ節

- 鎖骨付近のリンパ節
- 頚リンパ節
- 腋窩リンパ節
- 鼠径リンパ節
- 膝窩リンパ節
- ● リンパ節

リンパ管の走行

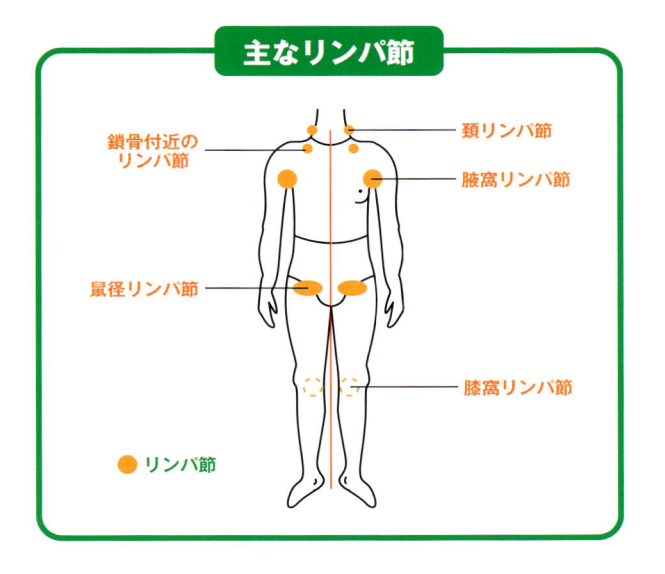

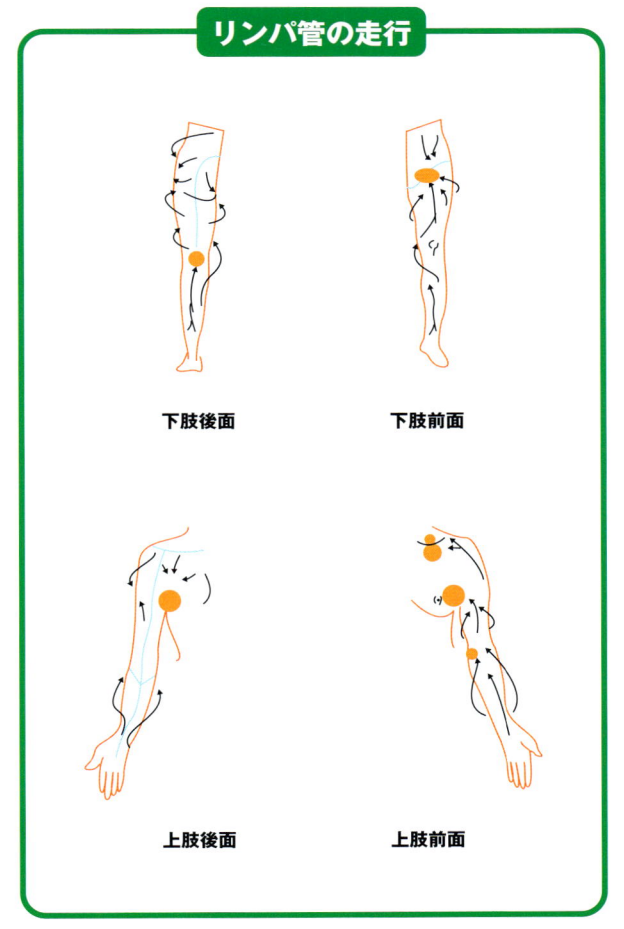

下肢後面　　下肢前面

上肢後面　　上肢前面

スライド法でリンパ流の促進を行う場合には、図の矢印の方向を意識しながら全身の大きなリンパ節へ向かってスライドカップを滑らせます。

第3章　吸玉美容

リンパに対する吸玉スライド法

3. リンパに対するスライド法の基本テクニック

① スライド法のテクニック

●ストップスライド・・・カップを1か所に制止させたまま溢血斑がつかない程度に何秒間か吸引し、穴を開放して圧を抜きます。

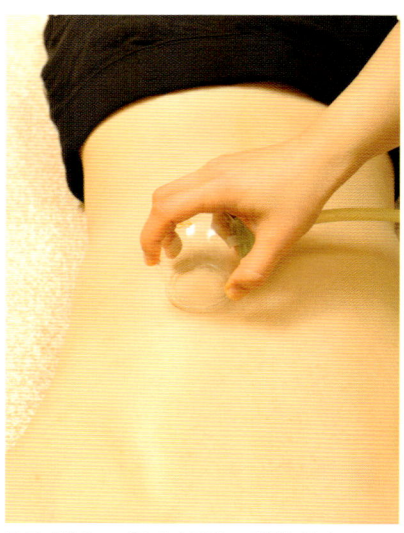

スライドカップの穴を閉じて吸引圧をかける。 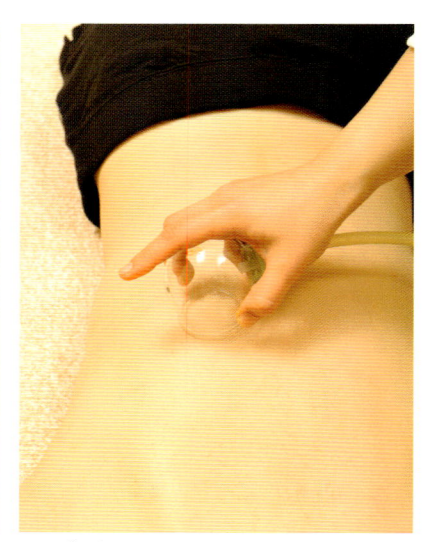　カップの穴を開いて圧を抜く。

＜指先の様子＞

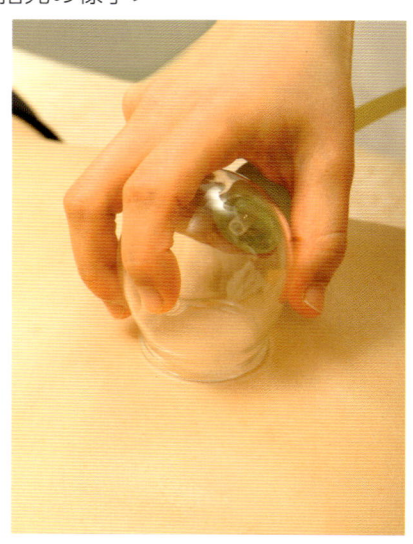

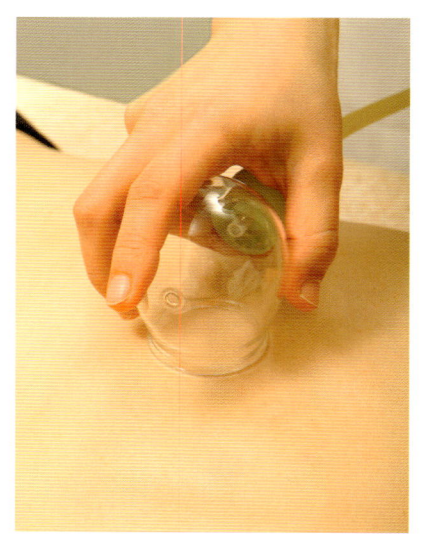

●ストレートスライド・・・スライド法の基本となるテクニックです。カップを皮膚面に吸着させたまま縦・横・斜めに滑らせます。

・脊柱の側部にストレートスライドを行う場合

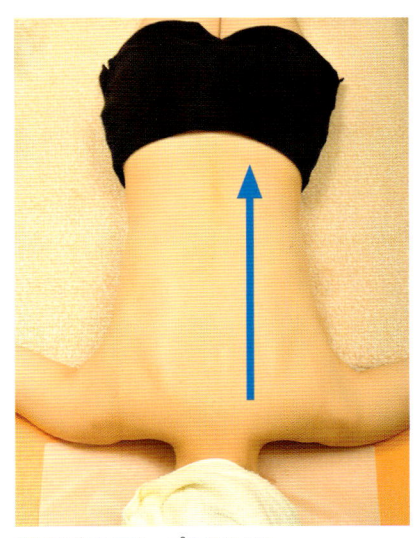

矢印の方向にカップを滑らせる。

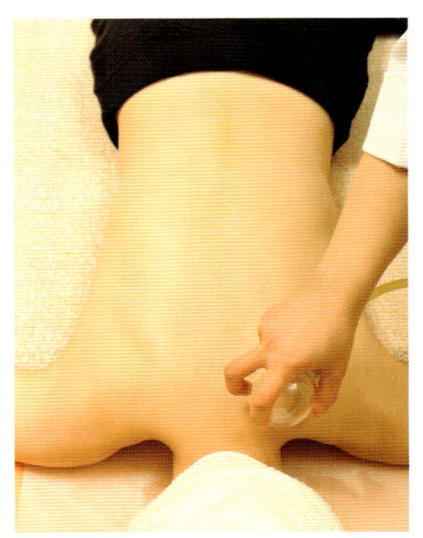

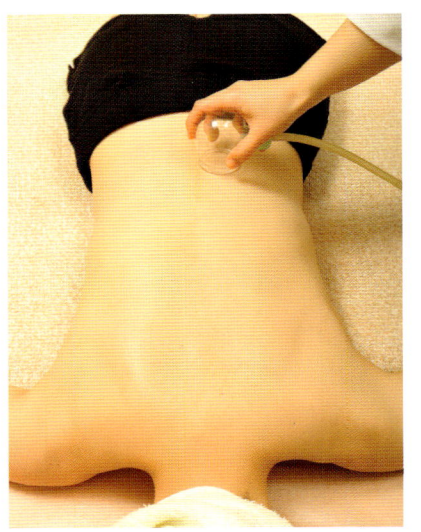

指先でカップの穴を細やかに開閉し、圧調節を行いながらまっすぐに滑らせる。

第3章　吸玉美容

リンパに対する吸玉スライド法

・肩甲骨の際にストレートスライドを行う場合

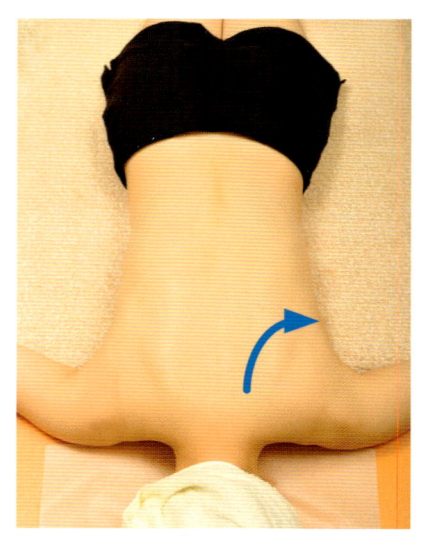

矢印の方向にカップを滑らせる。

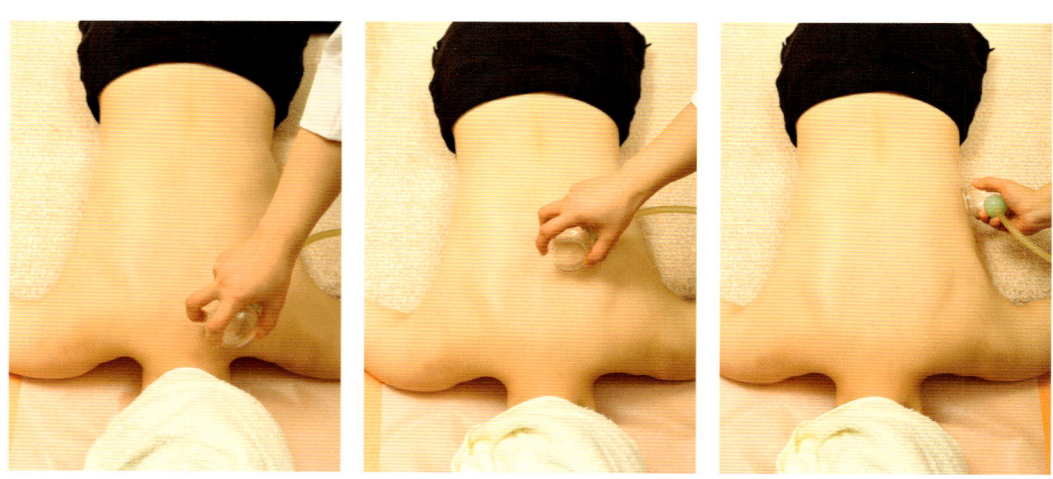

手首を柔らかく動かし、スライドカップが皮膚の角度や骨格の凹凸に添うように滑らせる。

●フリップスライド・・・カップを1か所で制止させたまま吸引し、皮膚面から弾くように離すテクニックです(「ポン」という音がします)。

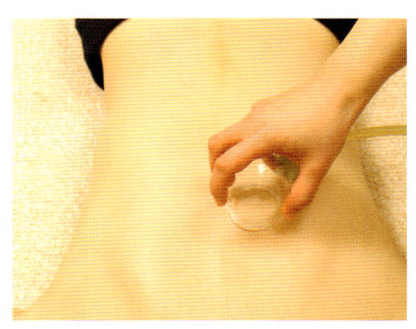

スライドカップを皮膚面に当て吸着させる。

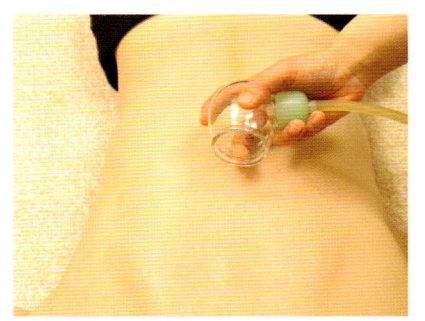

カップを弾き取る。

●サークルスライド・・・1か所でクルクルと円を描くようにカップを滑らせるテクニックです。

・腰部にサークルスライドを行う場合

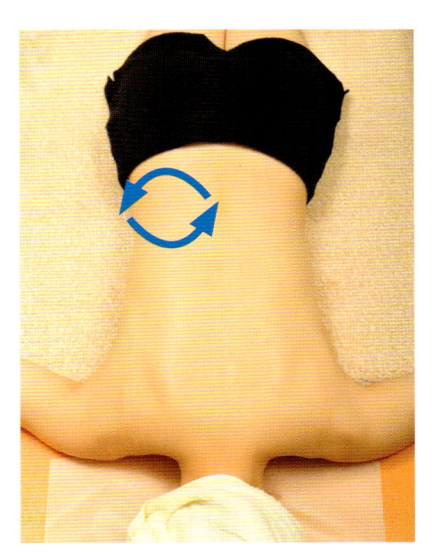

矢印の方向にカップを滑らせる。

第3章 吸玉美容　リンパに対する吸玉スライド法

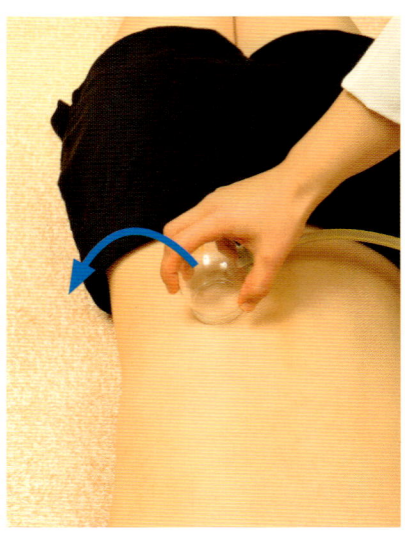

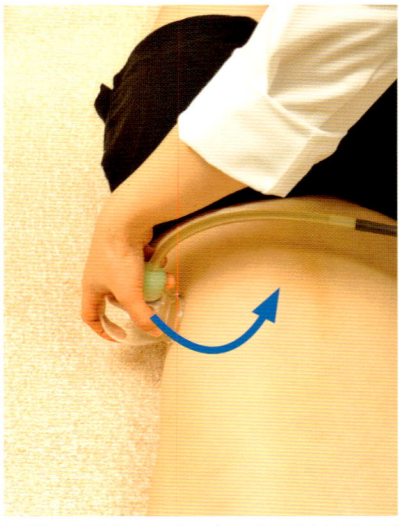

指先でカップの穴を細やかに開閉し圧調節を行いながら、円を描くようにカップを滑らせる。手首や腕を柔らかく動かし、カップを皮膚面にしっかりと添わせる。

② 準備

●体操・・・スライド法を行う前に、手指、手首の体操を行い、柔らかくほぐします。そうすることで指先での繊細な圧調節、皮膚面の角度をしっかりととらえた施術が可能となります。またこのような準備を怠ると、故障を招くことにもなります。スライド法は圧の強さや行う時間の長さによって、手指や手首への負担が大きくなりますので、施術の前後のこのようなケアが重要です。

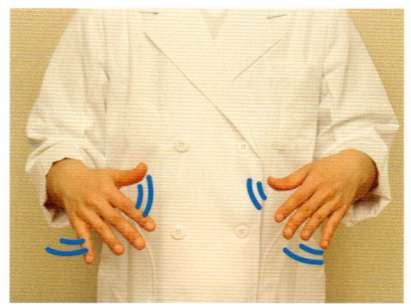

手首を内方向や外方向に回したり、手の開閉を行ったり（グー・パー）、手をブラブラと振るなどして手をほぐす。

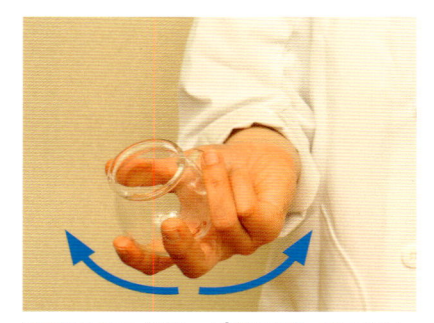

使用するスライドカップを手に持って手首を回す。

●道具の選択・・・スライドカップの大きさは、施術部分になめらかに滑らせることのできる大きさのものを選択します。吸引ポンプの強さは、指先での圧調節に慣れるまでは、低めのメモリに設定することで、トラブルを回避できます。

●皮膚の状態を観察する・・・カップを皮膚面に当て、まず1か所弱い圧で吸引します。穴を閉じている指の感覚や、吸引部分の皮膚の盛り上がり方、色などを観察し、圧の強さを決定します。また、溢血斑が付きやすいのか、痒みを起こしやすいのかなどを確認することも重要です（痕がつかないように注意して行います）。

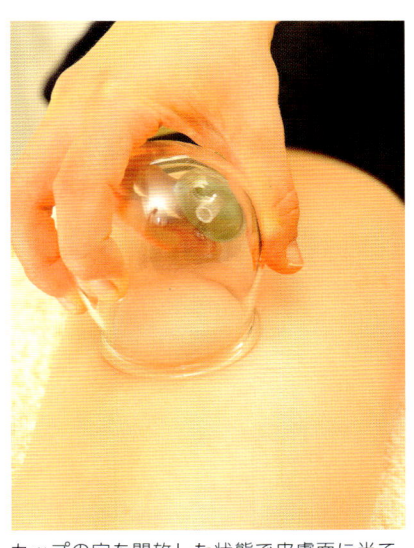

カップの穴を開放した状態で皮膚面に当て、徐々に指先で穴を閉じて圧をかけ、圧の具合をうかがう。始めからカップの穴を閉じた状態で皮膚に当てると急激に強い吸引圧がかかり、痛みや溢血斑につながる。

4. リンパに対するスライド法テクニック

　以下に示す矢印はカップをスライドさせる意識の方向です。しかし、体の状態や骨格の凹凸によっては、この方向にスライドさせることが困難な場合もあります。そのような場合に強引にカップをスライドさせようとすると、皮膚に傷を付けたり、痛みを与えることもあるので、この方向はあくまでカップを滑らせる時に意識する方向になります。

① 背部

● 背部の自律神経にアプローチするストレートスライド

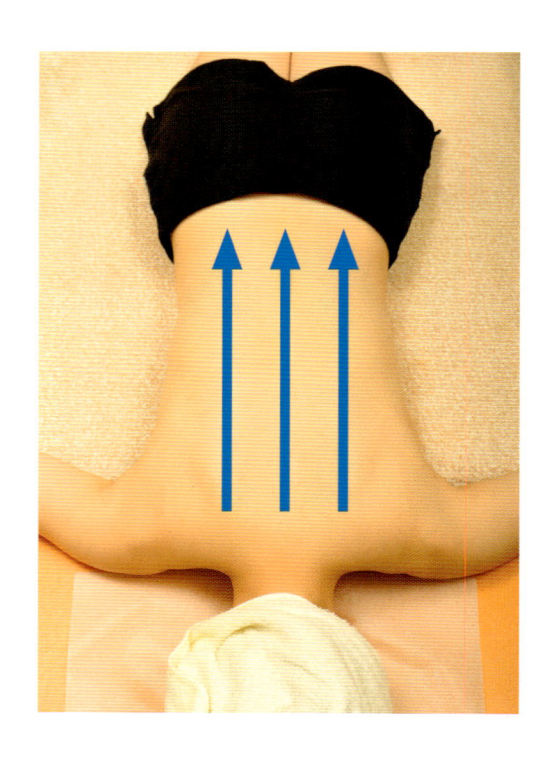

・脊柱の部分にストレートスライドを施す

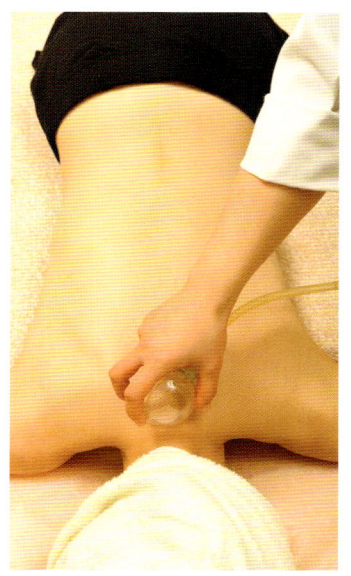

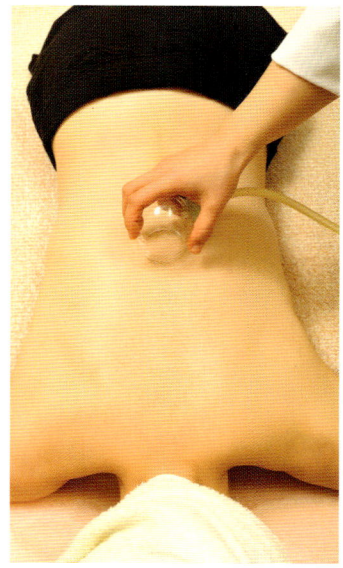

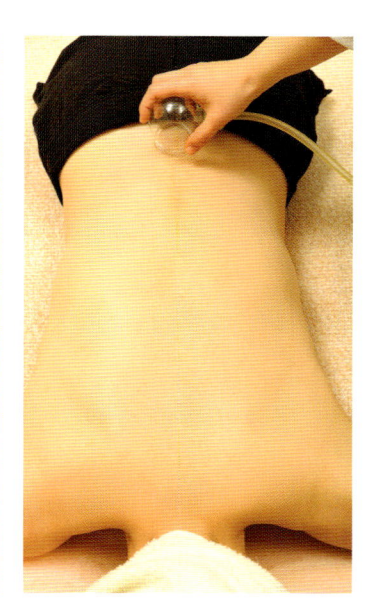

脊柱の上方から脊柱をなぞり、下方へとカップを滑らせる。

・脊柱の両側にストレートスライドを施す

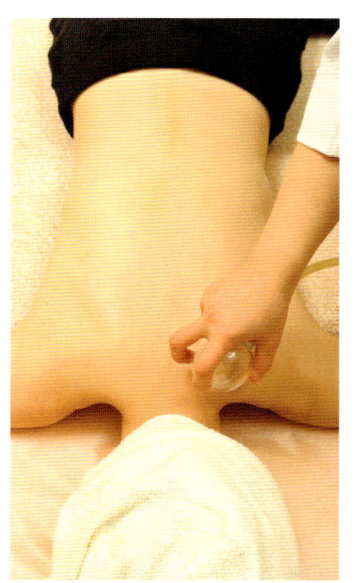

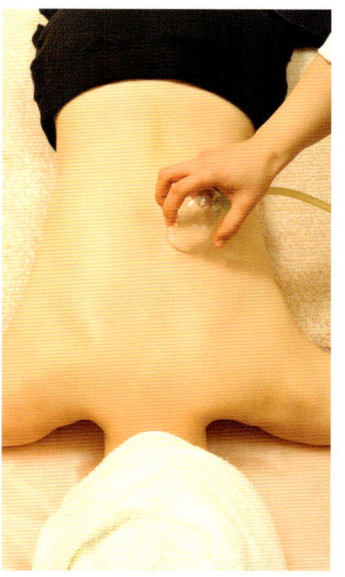

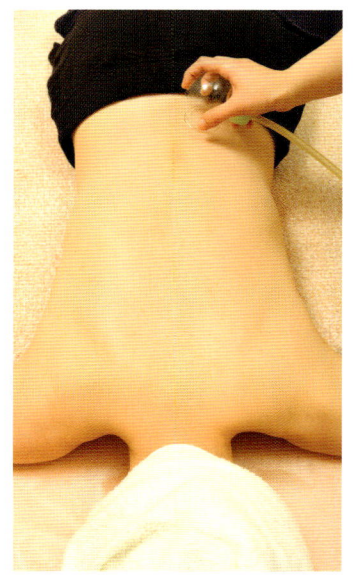

脊柱の右側、左側を上方から下方へとカップを滑らせる。

第3章 吸玉美容

リンパに対する吸玉スライド法

● 背部のリンパの流れを促進させるスライド法

・正中から体側部に向かってストレートスライドを施す
（腋窩リンパ節、体の前面の方向を意識してカップを滑らせる）

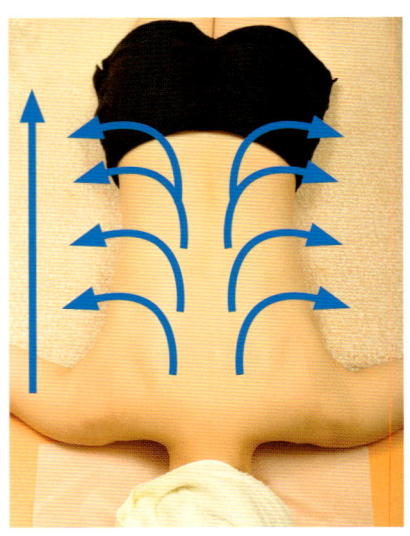

正中側から体側部に向かって矢印のようにストレートスライドを施す。背部の上方から始め、下方へと進み万遍なく施術する。

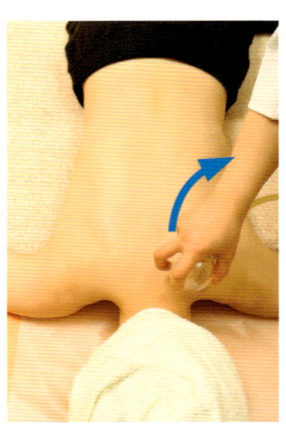

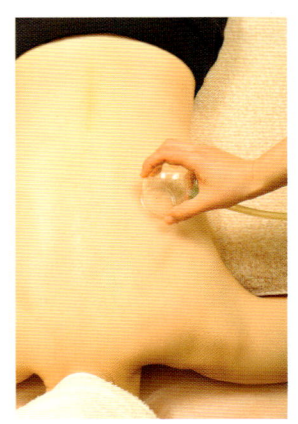

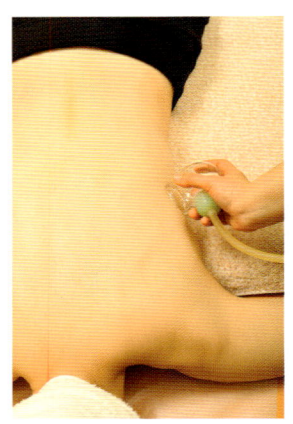

脊柱付近から体側部へ向かって、弧を描くようにカップを滑らせる。手首を柔軟に動かし、カップが皮膚面にしっかりと添うように行う。

・腰部にもストレートスライドを施す
　（鼠径リンパ節を意識してカップを滑らせる）

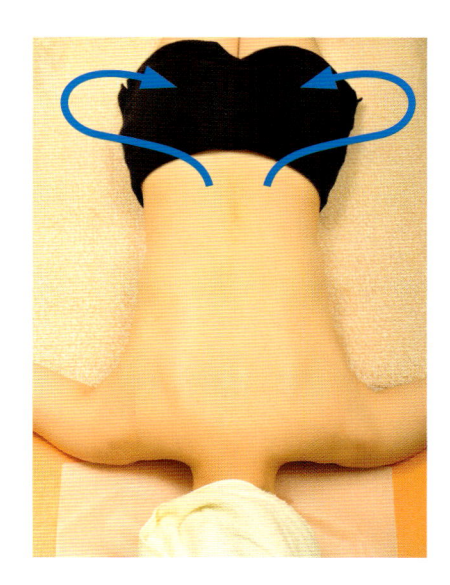

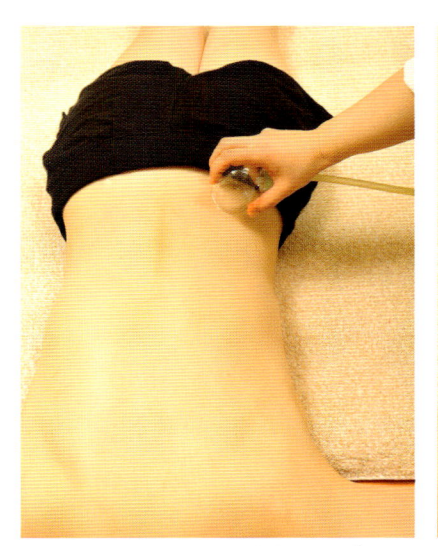

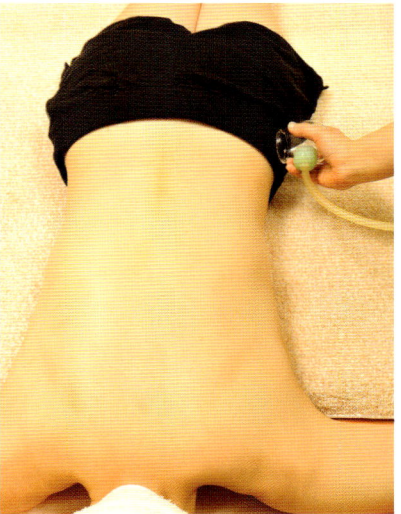

腰部は鼠径部へ促すような意識でカップを滑らせる。右側も同様に行う。

② 脚の後面

●脚のリンパの流れを促進させるスライド法

・膝窩にストップスライド、フリップスライドを施す

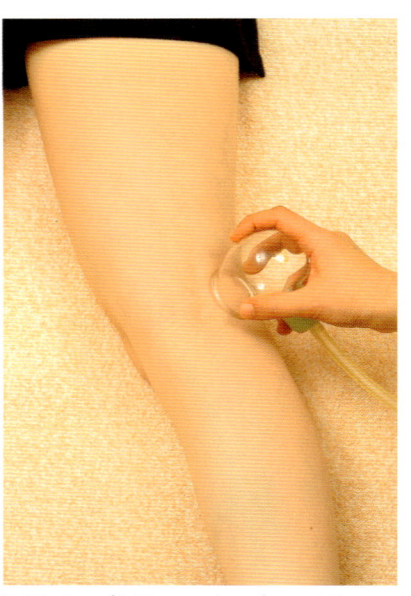

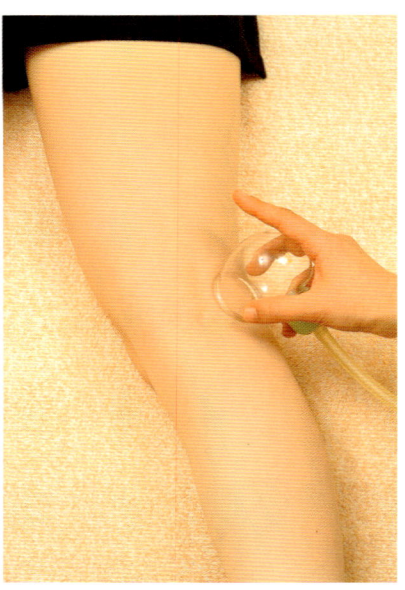

膝窩にカップを当て、ストップスライドのテクニックでリンパ節を刺激する。

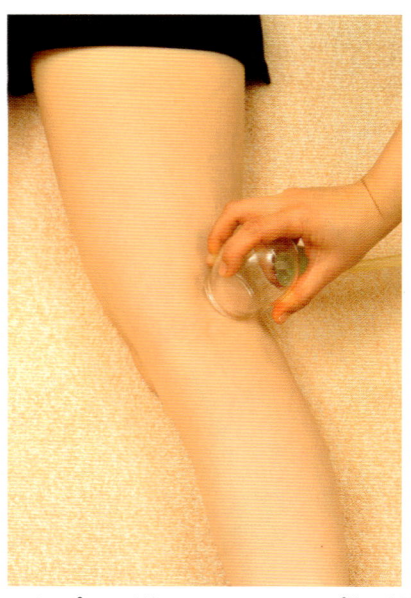

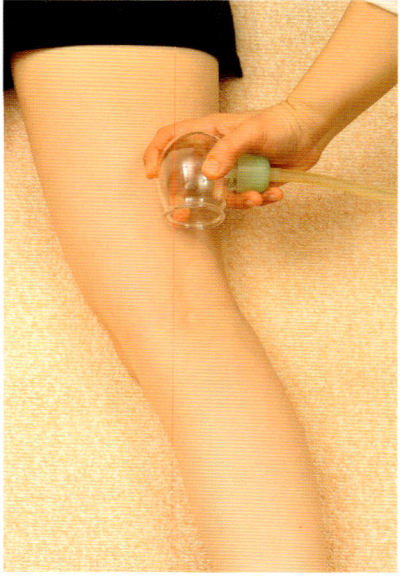

フリップスライドのテクニックでリンパ節を刺激する。

・大腿部におけるストレートスライド
　（鼠径リンパ節を意識してカップを滑らせる）

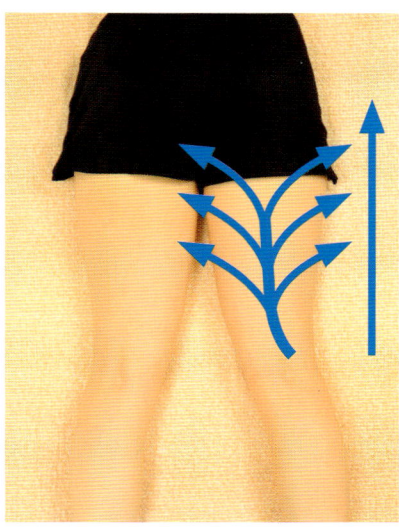

正中から両側部へ向かって弧を描くようにストレートスライドを行う。大腿部の下方から臀部近くまで万遍なく施術する。

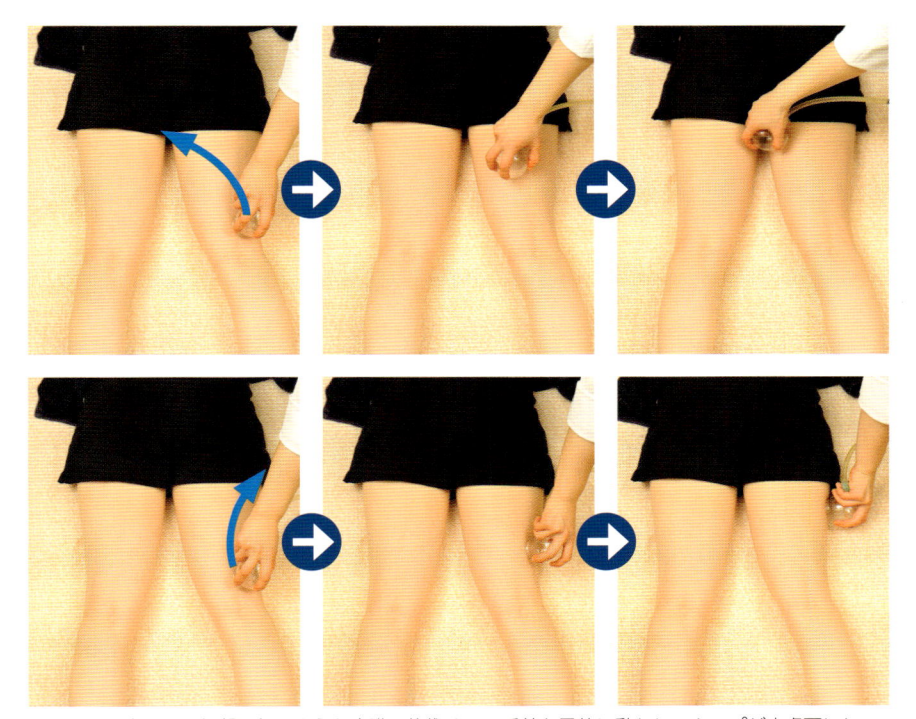

大腿部の下方から鼠径部へ促すような意識で施術する。手首を柔軟に動かし、カップが皮膚面にしっかりと添うように滑らせる。

第3章　吸玉美容

リンパに対する吸玉スライド法

・下腿部におけるストレートスライド
　（膝窩リンパ節を意識してカップを滑らせる）

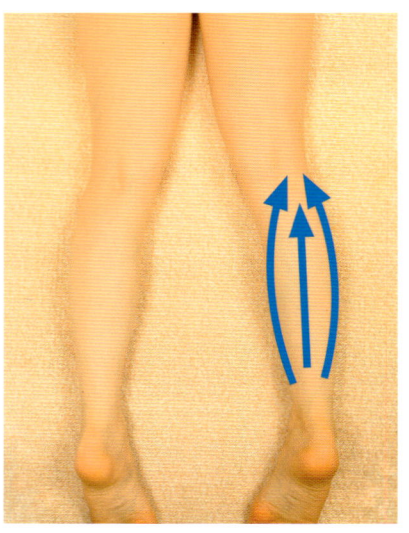

下腿部の下方から膝窩に集めてくるような意識で、ストレートスライドを行う。

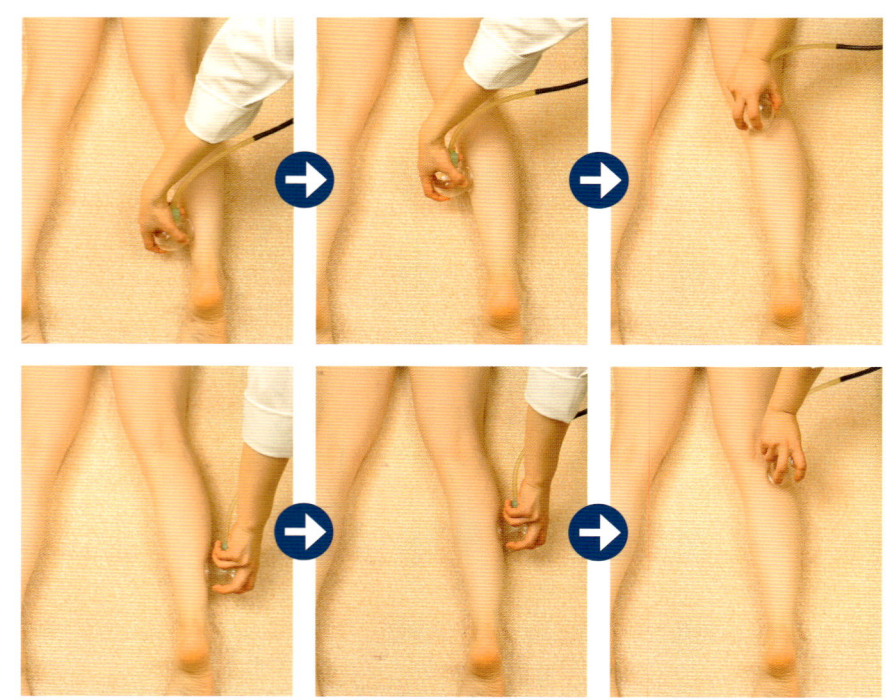

両側部から中央、全体を万遍なく施術する。

③ 腹部

● 腹部の消化器官にアプローチするスライド法

・腹部全体に万遍なくストップスライドを施す

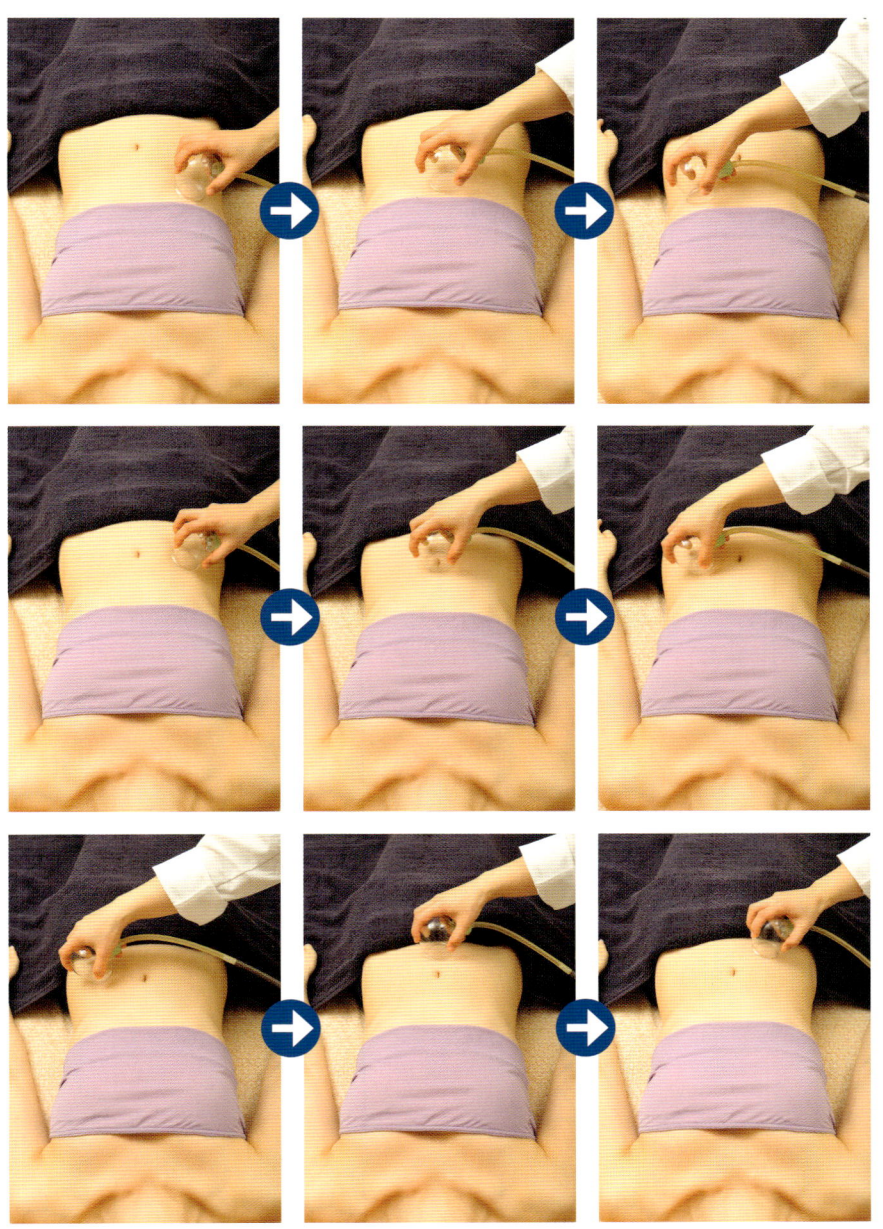

心地よい範囲で多少長めにカップをとどめ、1か所ずつじっくりと吸引する。

・臍を中心に時計回りにサークルスライドを施す

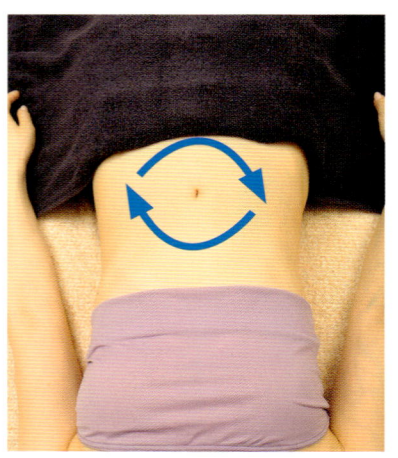

円を描くようにゆっくりクルクルとカップを滑らせる。

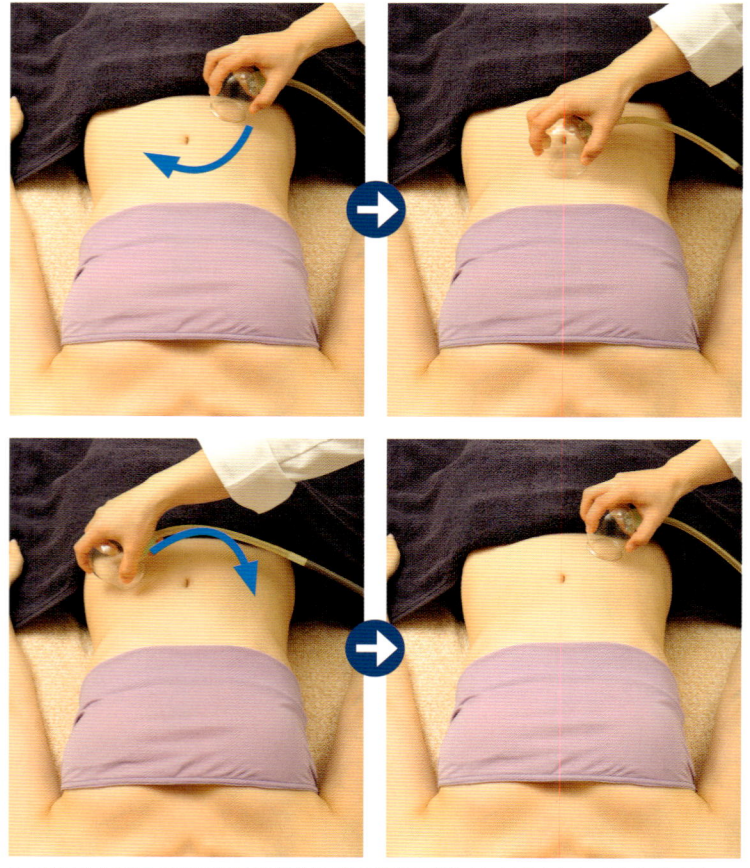

みぞおち付近や下腹部は敏感な部分なので吸引圧の強さに注意をしながら施術する。

第3章 吸玉美容

リンパに対する吸玉スライド法

・臍にストップスライドを施す

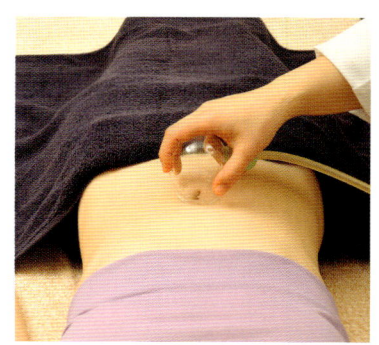

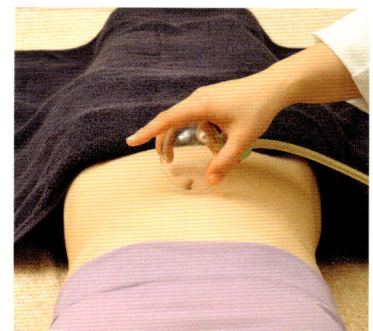

痛みや違和感を生じやすい部分なので、弱めの吸引圧から徐々に圧を強め、それから徐々に弱めていく。

・臍にフリップスライドを施す

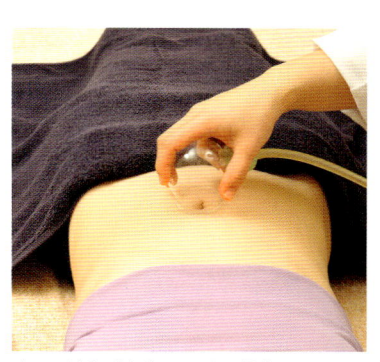

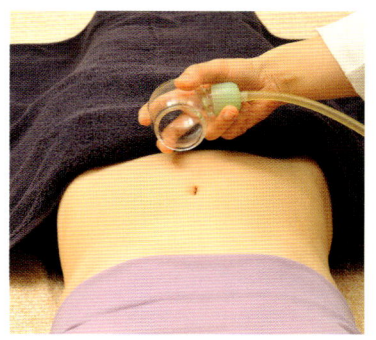

痛みや違和感を生じやすい部分なのでカップを優しく弾き取る。

● 便秘に対するスライド法

・左下腹部にストップスライド、フリップスライド、サークルスライドを施す

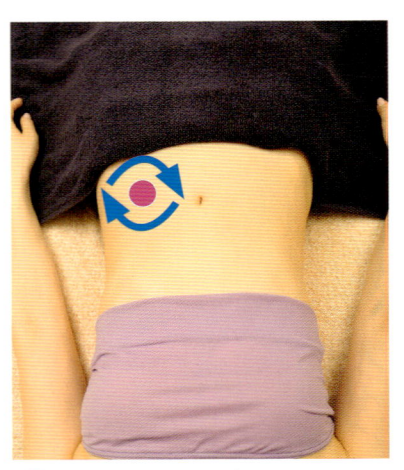

●の部分には、ストップスライド、フリップスライドを施す。⤴の部分には、サークルスライドを施す。

● ウエスト周りのむくみや水太りに対するスライド法

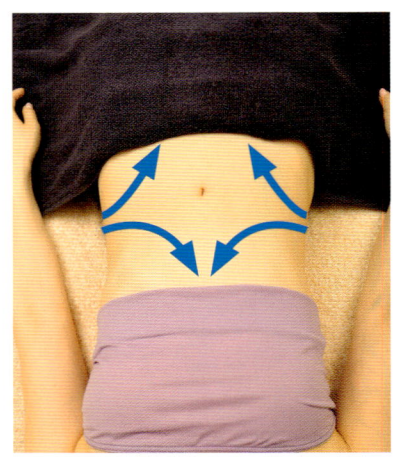

腹部の両側から肋骨の際を通りみぞおちに向かってストレートスライドを行い、腹部の両側から鼠径部へ向かって同様にストレートスライドを施す。

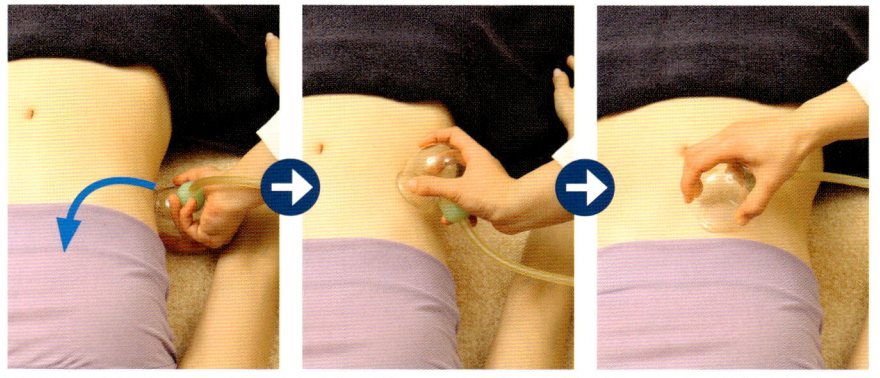

手首をしっかりと返して、より後方からカップをスタートさせる。肋骨の上にカップを滑らせると骨格の凹凸によって痛みを与えることもあるので、肋骨の際をカップが通るように滑らせる。

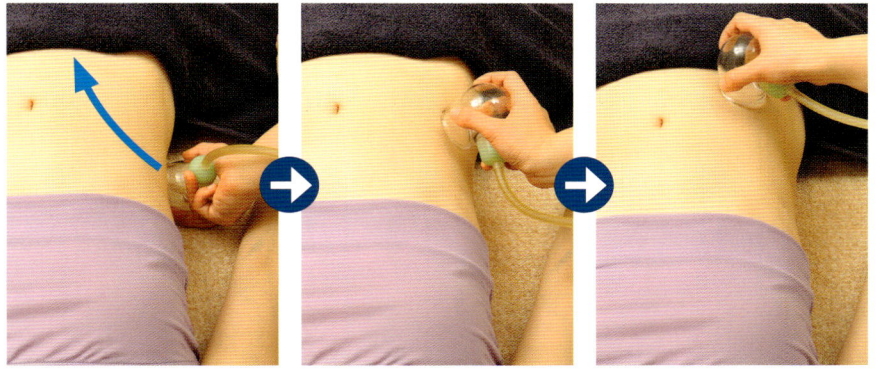

手首をしっかりと返して、より後方からカップをスタートさせる。腸骨の際をなぞるように鼠径方向へ促す。

④ 脚の前面

● 脚のリンパの流れを促進させるスライド法

・膝の内側にストップスライド、フリップスライド、サークルスライドを施す

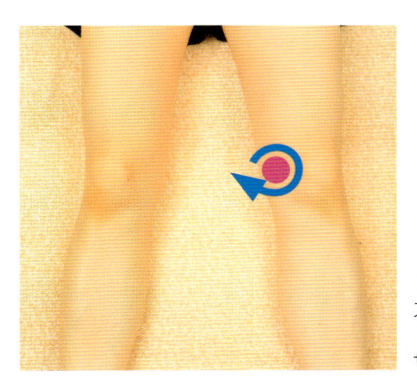

●の部分には、ストップスライド、フリップスライドを施す。➰の部分には、サークルスライドを施す。

第3章 吸玉美容

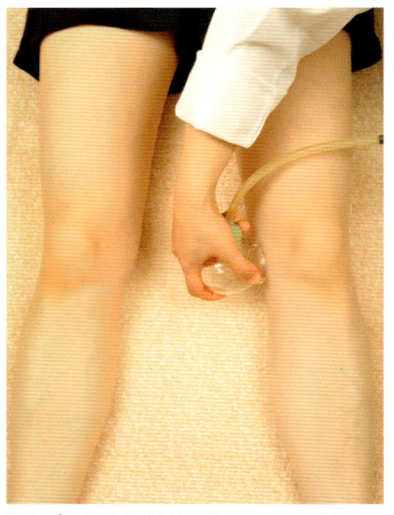

リンパに対する吸玉スライド法

リンパの流れの滞りやすいこの部分を刺激する。

・大腿部におけるストレートスライド
　（鼠径リンパ節を意識してカップを滑らせる）

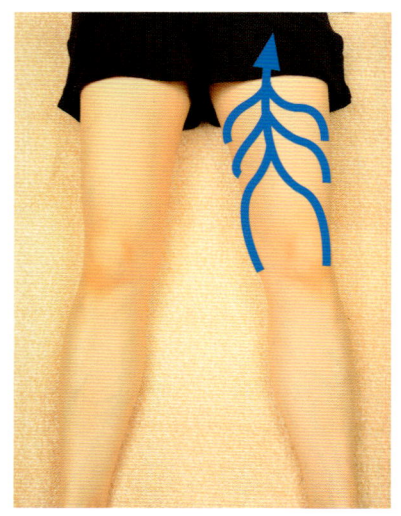

両側部から正中へ向かってストレートスライドを行う。大腿部の下方から鼠径部近くまで万遍なく施術する。

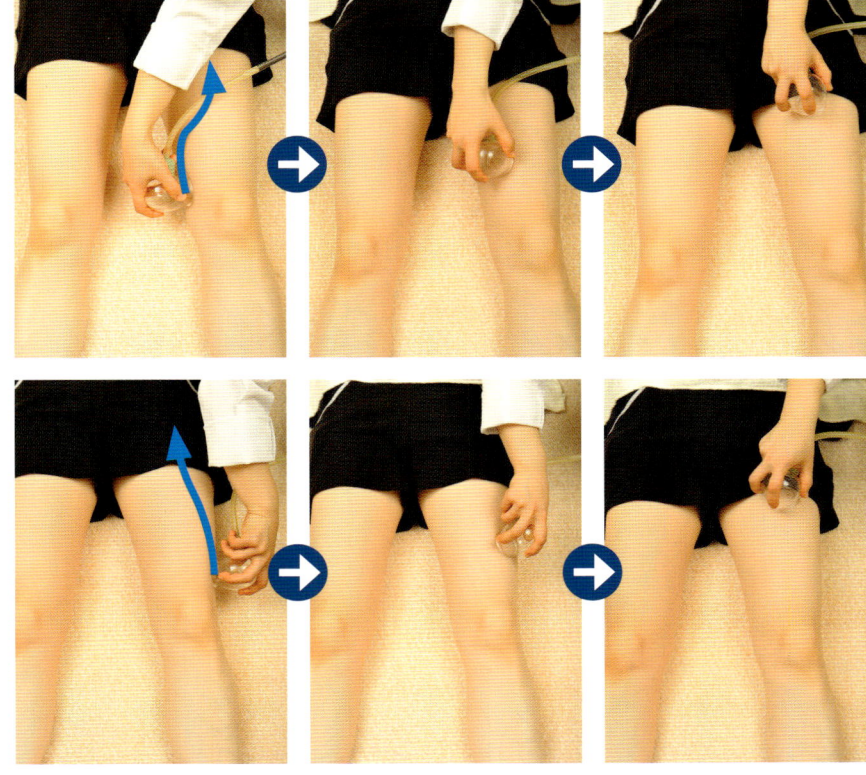

大腿部の下方から鼠径部に集めてくるような意識でストレートスライドを行う。両側部から中央、全体を万遍なく施術する。

・下腿部におけるストレートスライド
　（膝窩リンパ節を意識してカップを滑らせる）

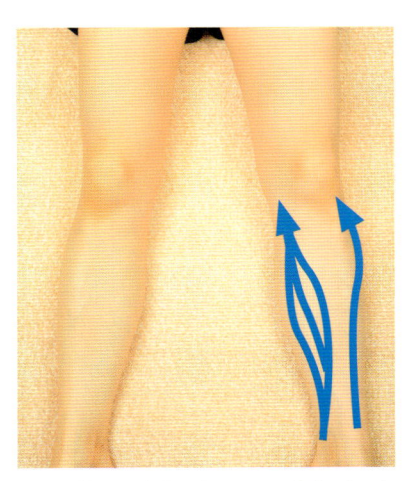

脛骨を境に、膝窩に向かって万遍なくストレートスライドを行う。

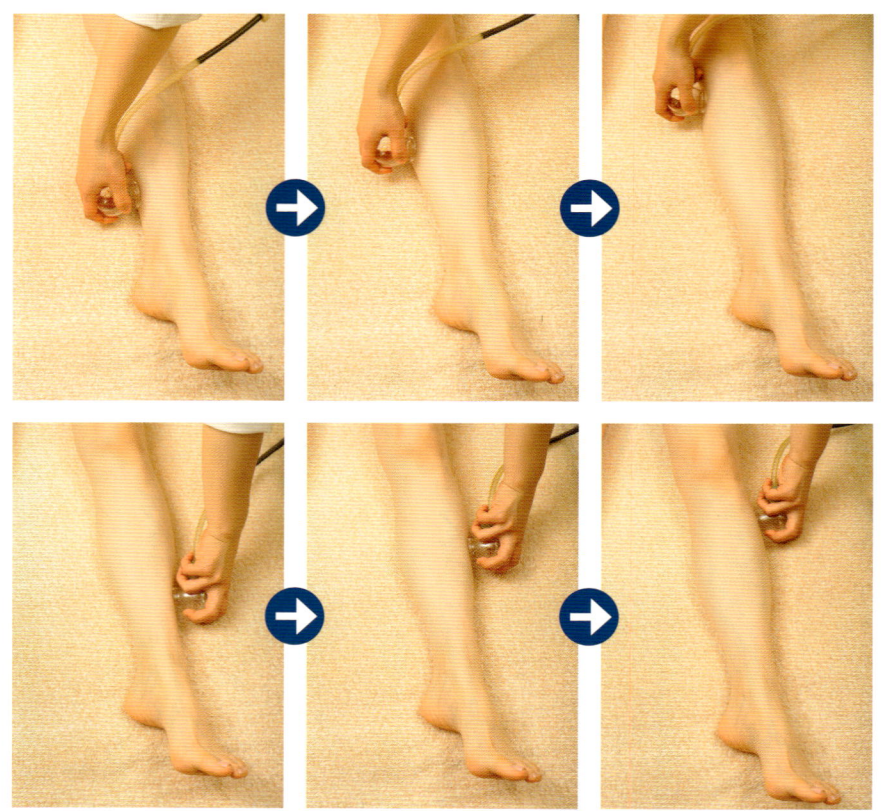

下腿部の下方から膝窩へ促すような意識で施術する。

⑤ 腕

● 腕のリンパの流れを促進させるスライド法

・肘窩の内側にストップスライドとフリップスライドを施す

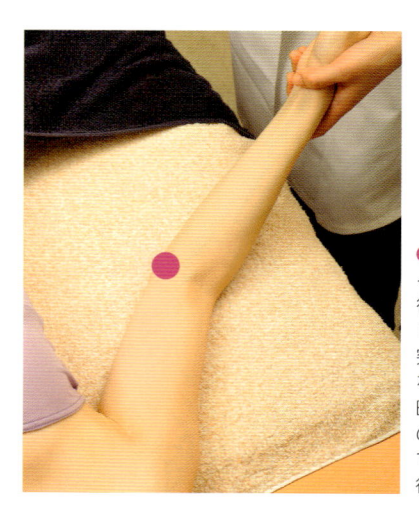

●の部分に、ストップスライドとフリップスライドを行い、リンパ節を刺激する（受け手の腕が垂直に伸び、突っ張っている状態で施術を行うと、カップが滑った時に痛みを感じやすくなるので、肘を少し曲げた状態でしっかりと支えて施術を行う）。

第3章 吸玉美容 リンパに対する吸玉スライド法

・上腕部にストレートスライドを施す
　（腋窩リンパ節を意識してカップを滑らせる）

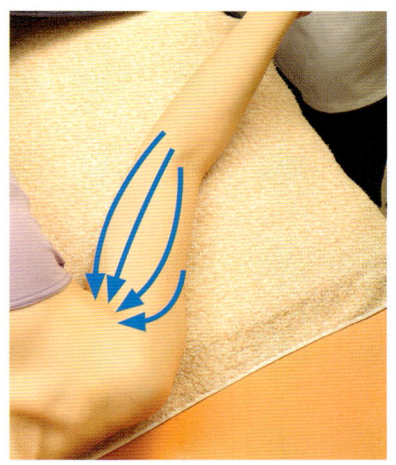

上腕部を腋窩に向かって万遍なくストレートスライドを施す。

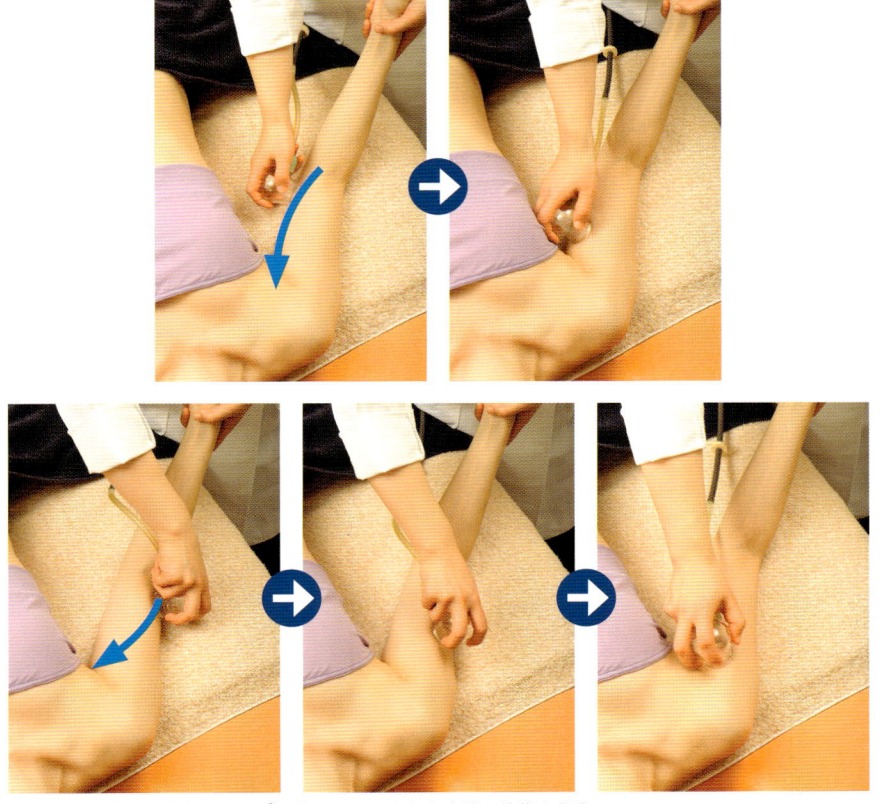

上腕部の下方から腋窩にリンパを集めてくるような意識で施術を行う。

第3章　吸玉美容

リンパに対する吸玉スライド法

・前腕部にストレートスライドを施す
　（肘リンパ節を意識してカップを滑らせる）

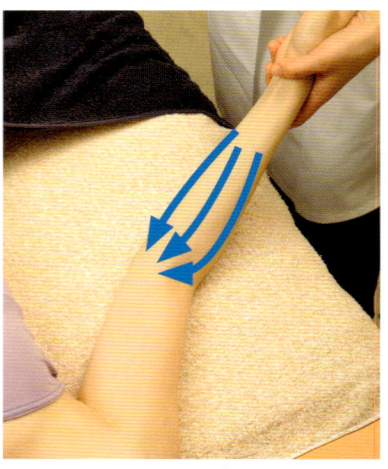

肘窩の内側にある肘リンパ節に向かって、万遍なくストレートスライドを行う。

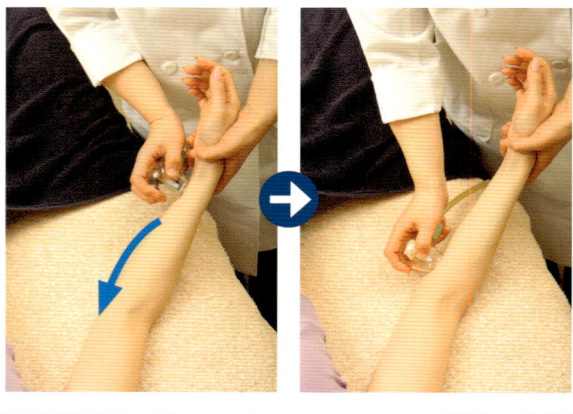

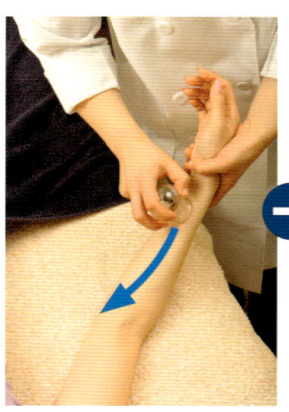

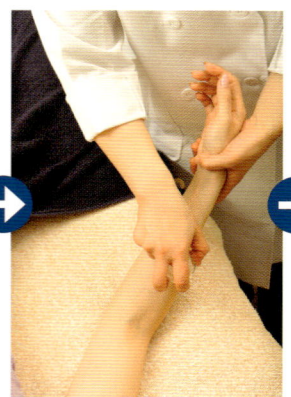

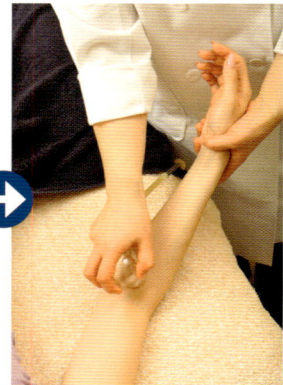

前腕部は面積が小さくカップを滑らせるのが難しい部分なので、手首の調節でカップを立体的に動かし、皮膚面にしっかりと添わせる。小さめのカップを使用すると滑らせやすくなる。

第3章　吸玉美容

リンパに対する吸玉スライド法

3 フェイシャル

1. 顔への効果

① 血行促進

● 代謝を促す

　血行が促進されることで、代謝は高まり正しい周期で「肌の生まれ変わり」が行われます。血行不良は、シワやくすみ、シミなどの原因となることもあります。スライド法によって血行促進をはかることで、代謝を促し、理想の「肌の生まれ変わり」がもたらされ、シミやシワを防ぎハリとみずみずしさのある肌を保つことができます。

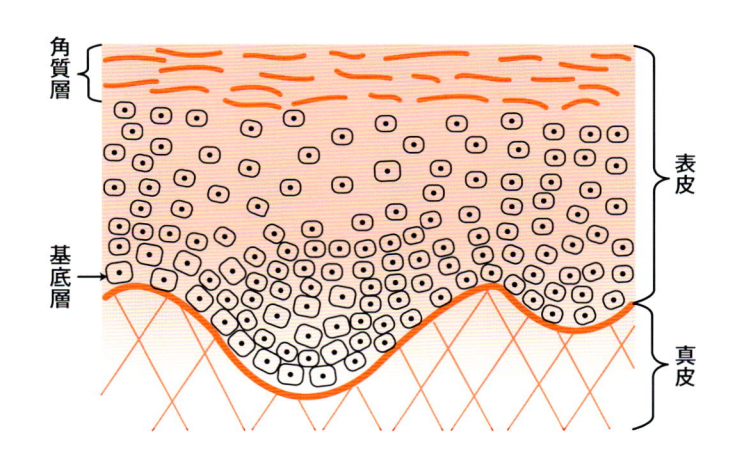

表皮の細胞は、基底層で作られ徐々に浮上し約4週間で垢となって皮膚表面からはがれる。真皮には血管やリンパ管が張りめぐらされ、皮膚に栄養を供給している。

● くすみを防ぐ

　くすみの原因としては、血行不良と「肌の生まれ変わり」の乱れが挙げられます。表面的なくすみ（黒ずんだ感じ）は、古い角質が皮膚表面に蓄積するために起こります。そして、特に加齢とともに目立ってくる黄味がかったくすみは、血液による赤みが不足することで起こります。
　血行を促進してしっかりと血液に酸素を行き渡らせることで、肌の色は健康的で明るいピンクに変わります。また血行を促進し、肌の生まれ変わりを理想の周期に近付けることで、皮膚表面の古い角質によるくすみも取り除かれます。くすみが解消されれば、肌のトーンも明るくなり、「美白効果」にもつながります。

② 筋肉の衰えを解消

　スライド法を用い、血流やリンパ流を促進することで疲労物質を排泄させたり、硬くなった筋肉をほぐすことで、筋肉の衰えを解消します。

【具体的な効果】

・フェイスラインの美しさを保つ
・頬のたるみを防いでハリを持たせる
・シワを防ぐ
・顔の表情が、のっぺりとした平面的な表情から、凹凸があり立体的な表情に変わる
・筋肉の疲労による顔の引きつりや痙攣、筋肉のこりを和らげる

　またスライド法では、例えば以下のような筋肉に対して施術を行います。

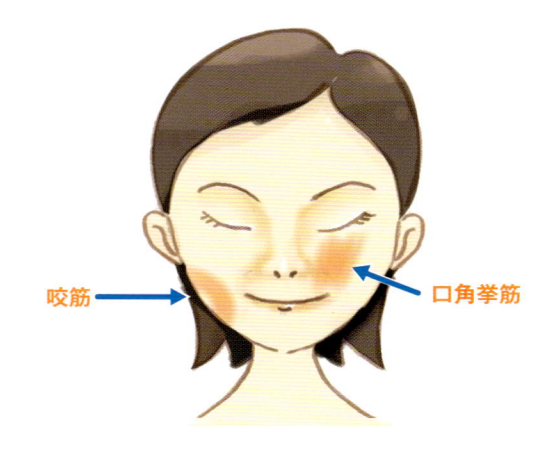

咬筋　　　　　口角挙筋

口角挙筋
　怒鳴ったり、作り笑顔をする時に使われる筋肉。職業上、作り笑顔をする人などは表情筋のこりが原因で筋肉がつったり痙攣を起こすこともあります。

咬筋
　咬みしめる筋肉。歯ぎしりをしたり噛みしめる癖のある人は、この筋肉のこり、ハリによって顔太りのように輪郭が大きく見えてしまいます。

※顔の筋肉全般は顔面神経などの脳神経によって支配されています。そのため、顎関節の症状や顔の筋肉のアンバランスが、ストレスなどによる中枢神経系の変調が原因で起こっている場合もあります。原因が分からない時、顔のみの施術で改善が見られない時には全体療法（体質改善法）と合わせて行ってください（第2章3を参照）。

③ 脂肪をほぐす

身体に脂肪が付くように、顔にも脂肪は存在します。丸顔や顔太り、輪郭を気にしている人のなかには、原因が水分によるむくみの人、咬筋など筋肉のハリによる人、脂肪による人など、様々な原因が考えられます。

スライド法の吸引刺激は、脂肪をほぐし余分なものを血流やリンパ流によって流し、更に血行促進による皮膚温上昇や代謝促進、マッサージ、ストレッチ効果によって脂肪の燃焼を促します。フェイスラインや頬、顎などに対してスライド法を十分に行うことで、硬くなった脂肪を解消することも可能です。

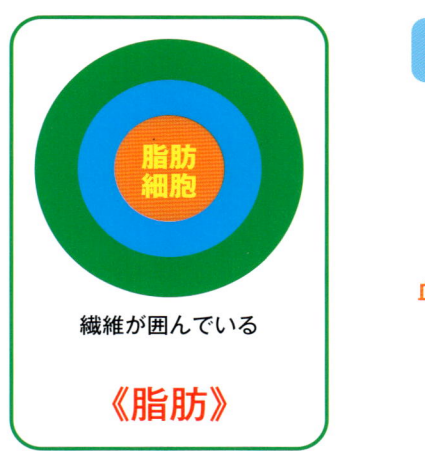

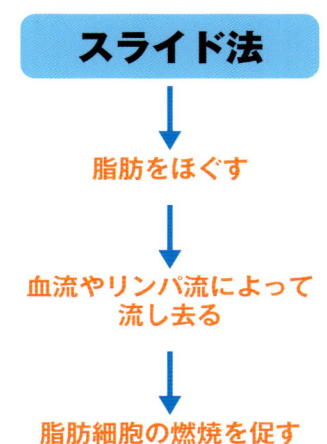

《脂肪》
繊維が囲んでいる
脂肪細胞

スライド法
↓
脂肪をほぐす
↓
血流やリンパ流によって流し去る
↓
脂肪細胞の燃焼を促す

【具体的な効果】

・頬をシェイプアップする
・小顔効果
・顎先部分（オトガイ部）でゴリゴリとしている脂肪を解消
・輪郭の美しさを保つ

④ リンパ流促進（引き締め、むくみ除去）

吸引圧を与えながらカップを滑らせるスライド法のテクニックでリンパ管をストレッチし、リンパ管が持っているポンプ作用を促します。

リンパ管はもともと自発的なポンプ作用によってリンパを送る力を持っています。スライド法によってその作用の手助けをし流れを良い状態にすることで、組織中に停滞している余分な水分がリンパ管内に流れ込みます。そうすることで顔のむくみは解消され、引き締まった輪郭と立体的な顔の造形を取り戻します。一度の施術では、効果が見られても時間がたつと元に戻ってしまうものですが、コンスタントに施術を続けることで慢性的なむくみに悩む人も次第にむくみを起こさないようになります。それは、自分の力でリンパを流し排泄するという機能を取り戻すからです。

また常に安定したリンパの流れを保つことで、組織中の衛生状況が良い状態で保たれるので、炎症（ニキビや吹き出物）にも効果を発揮します。

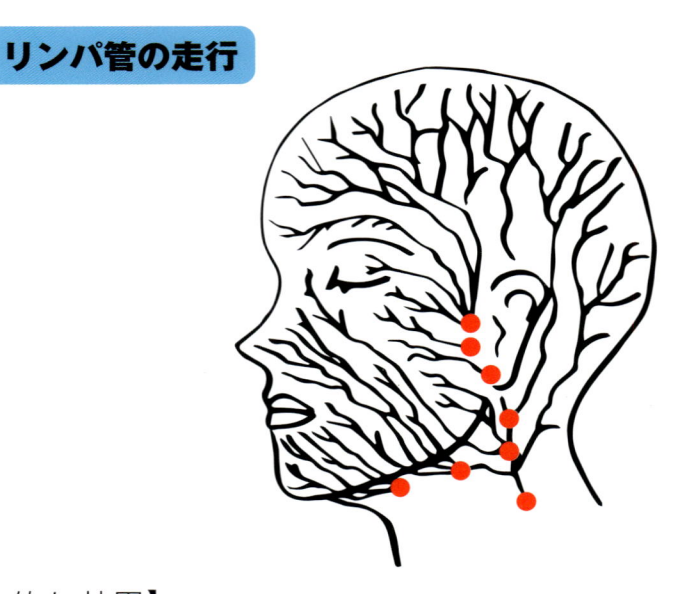

リンパ管の走行

【具体的な効果】
・顔のむくみやぶよつきの解消
・二重顎の解消
・まぶたのむくみの解消
・小顔効果
・ニキビ、吹き出物の解消

⑤ 肌の抵抗力強化

スライド法によって皮膚を刺激することで、肌の抵抗力が強化されます。ハリや透明感があって、みずみずしい肌を保つには、肌がしっかりとした抵抗力を持ち、些細な刺激に負けない状態であることが理想です。日常生活の中には、乾燥、強風、紫外線、温度変化や排ガスなど、避けることのできない刺激がたくさんあります。また、化粧品の中には肌に良い成分が多く含まれていますが、人によってはかぶれを起こしてしまう成分もあります。よく「肌力」などという言葉を使いますが、刺激に負けない肌の力を持つことが生き生きとした若々しい肌を保つ秘訣です。

吸引圧を与えながら、カップを滑らせるスライド法の施術によって皮膚の抵抗力が高まります。また、血流やリンパ流が促進され、肌の健康状態が向上することでもその効果を期待できます。

肌への刺激因子

乾燥　　強風　　紫外線　　室温変化
エアコン　排ガス　化粧品成分　など

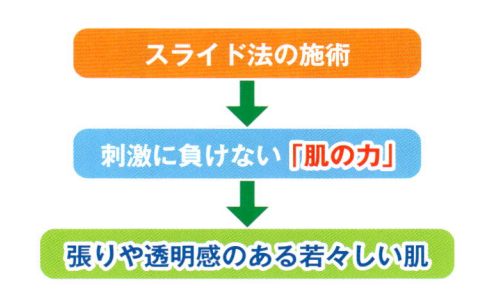

↓

スライド法の施術

↓

刺激に負けない「肌の力」

↓

張りや透明感のある若々しい肌

【具体的な効果】

（外的刺激によって）
・ニキビや吹き出物ができにくくなる
・赤ら顔が和らぐ
・ヒリヒリ感を起こさなくなる
・腫れたり、痛んだりしにくくなる
・かぶれにくくなる

⑥ リフトアップ

　一度の施術でも高いテクニックを用いれば、その効果を確認することができます。頬のたるみが引き締まったり、頬骨の膨らみがしっかりと表れたり、二重顎のようになっている人もフェイスラインがスッキリとします。

　施術前には表情がのっぺりと平坦な感じを受けていた人も、施術が終わるとしっかりと凹凸のある立体的な表情になります。これだけでも何歳も若返ったような、生き生きとした印象になります。

　コンスタントに施術を重ねることで、ハリを保つのに必要な線維へもしっかりと栄養が行き届き、健康な線維によってリフトアップした状態を維持できるようになります。

【具体的な効果】

・頬が引き締まる
・ほうれい線が目立たなくなる
・頬の立体感ができる
・顎のたるみ、二重顎が引き締まる
・のっぺりとした表情から凹凸のある立体的な表情になる
・シワが目立たなくなる

⑦ 皮脂腺や汗腺を清潔にする

　スライド法の吸引圧によって、皮脂腺の老廃物を誘い出します。また、血行が良くなり、皮脂腺や汗腺にある老廃物の排泄が促されます。毛穴と皮脂腺は同じ所にあり、皮脂腺の詰まりである「角栓」は、古い角質と皮脂が混じって毛穴に詰まったもので毛穴の広がりや肌のくすみ、ニキビや吹き出物の原因となります。だからと言って、絞り出したり潰したりということを続けると、色素沈着を起こしてシミを招いたり、毛穴の慢性的な開きにつながってしまいます。スライド法のソフトな吸引圧によって徐々に角栓を誘い出し、また血行の促進によって皮脂腺や汗腺からの老廃物の排泄を促すことで、無理なく肌を清潔に保つことができます。

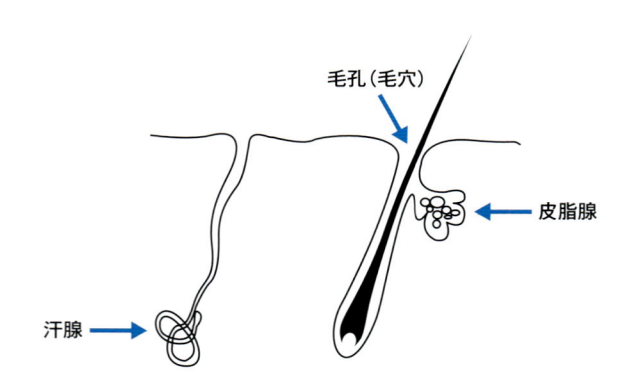

【具体的な効果】

・小鼻の毛穴の詰まりが目立たなくなる
・顎先部分の毛穴の黒ずみ、くすみが解消される
・顔全体のくすみが解消され、美白効果が得られる
・肌のキメが整い、化粧品がきれいになじむ

⑧ 乾燥肌に効果的

　肌の乾燥はシワやシミの原因になるのはもちろんですが、肌の抵抗力を低下させることにもつながります。外的刺激に過敏に反応し、些細な刺激でヒリヒリ感を覚えたり、吹き出物ができたりとトラブルを起こしやすくしてしまいます。スライド法によって血行を促進し、肌の中からしっかりと栄養を行き渡らせることで、次第に乾燥が和らいでいきます。

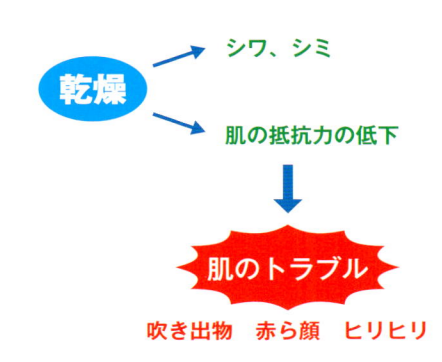

```
乾燥 ─→ シワ、シミ
    └→ 肌の抵抗力の低下
          ↓
       肌のトラブル
    吹き出物　赤ら顔　ヒリヒリ
```

> 　肌に栄養を送る血管は自律神経系に支配されています。そのため、内臓の変調も肌に影響を及ぼし、内臓の機能をつかさどる中枢神経系の変調も、やはり影響します。いつも決まった部分の皮膚がやつれている、乾燥するというような症状や、決まった所に湿疹が出る、汗をかくといった症状、また顔の筋肉の変調が体の内部に起因している場合があります。そういった場合には全体療法（体質改善法）も行いながら顔の気になる部分にアプローチすることで、肌のトラブルを遠ざけられるようになります。

2. 顔に対するスライド法の注意点

①鼻部の毛穴の汚れなどを、強い吸引圧で強引に吸い出そうとすると痛みを与えてしまいます。また、頻繁に行うことは毛穴の開きにもつながりかねないので、無理のない吸引圧で徐々に汚れを誘い出すようにします。

②顎や額部は、数秒でもカップを静止し１か所を吸引すると、瞬時に溢血斑となってしまうので注意深く行います。またフリップスライドテクニックを行う場合には特に溢血斑に注意が必要です。

③カップの滑りが悪い状態でスライド法を行うと、皮膚が引きつって痛んだり、また摩擦によるシワにもつながる恐れがあるので、常になめらかな状態で行います。顔面部は皮膚も薄く敏感な部分なので、圧の強さには十分に注意を払い、摩擦や痛みを与えないことが重要です。

④額部は角度の影響でスライド法を行うのが困難です。無理に行うと溢血斑や痛みにつながるので、可能な範囲で施術を行うようにします。

⑤スライド法を行うことで血流やリンパ流が促進されるため、炎症（にきびや吹出物）が一時的に悪化する場合があります。また皮膚内部では良い反応が起こっていても肌の敏感な人は、使用するオイルやジェルにアレルギー反応を起こし、更に吸引という刺激が加わることで、皮膚表面に吹出物などができる場合があります。どちらにしても、皮膚の内部では良い方向に変化が起こっているので、続けることでニキビや吹き出物が解消したり、皮膚の抵抗力が高まっていきます。あらかじめ受け手にそのことを伝え、相談した上で施術をします（例えば、肌が敏感でトラブルを起こしやすい人に対して、イベントに向けて施術を行う場合には、その前日ではなく、2〜3日前に行うなど、タイミングを選んで施術をします）。

⑥眼周部（眼瞼、眼窩）や唇などの皮膚の薄い部分、耳、気管付近にはスライド法を行わないようにしましょう。

3. 顔に対するスライド法の基本テクニック

① カップの紹介

カップに開いている小さい穴を指で開閉することで、非常に細やかな圧調節を行うことが可能です。

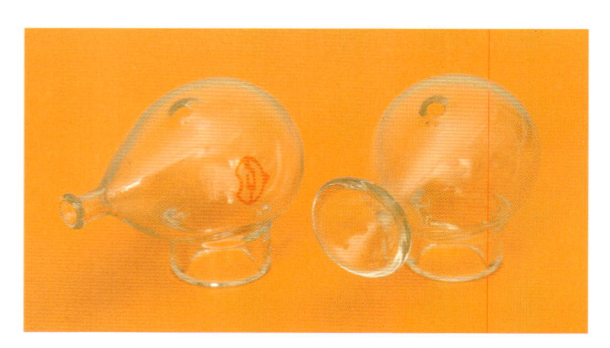

フェイシャル用のカップ。（左から）小鼻用、フェイス用。

② ポンプの紹介

吸引法を行う場合と同じポンプを使用します。ただし、手動式ポンプでは連続吸引ができず、カップを持続的に滑らせることができないので、電動式のものを使用します。「カップの穴を開閉する」という指での圧調節に慣れるまでは、吸引圧のメモリの値を低めに設定して行います。急に強い圧で吸引してしまうと、瞬時に丸い痕が残ってしまう場合もあります。

③ スライド法のテクニック

●ストップスライド・・・カップを1か所に制止させたまま溢血斑がつかない程度に何秒間か吸引し、穴を開放して圧を抜きます。

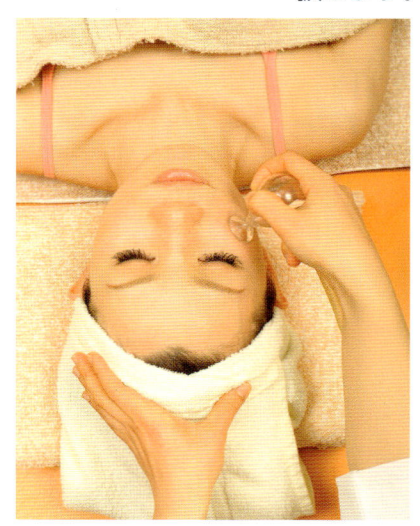

スライドカップの穴を閉じて吸引圧をかける。急激に強い吸引圧をかけると溢血斑がついてしまうので、指先で少しずつカップの穴を閉じて徐々に圧を強めていく。

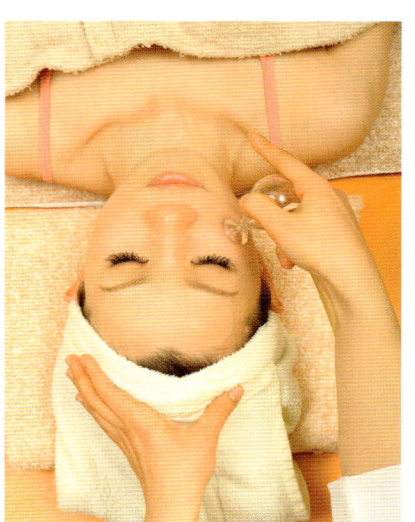

カップの穴を開いて圧を抜く。

●ストレートスライド・・・スライド法の基本となるテクニックです。カップを皮膚面に吸着させたまま縦・横・斜めに滑らせます。

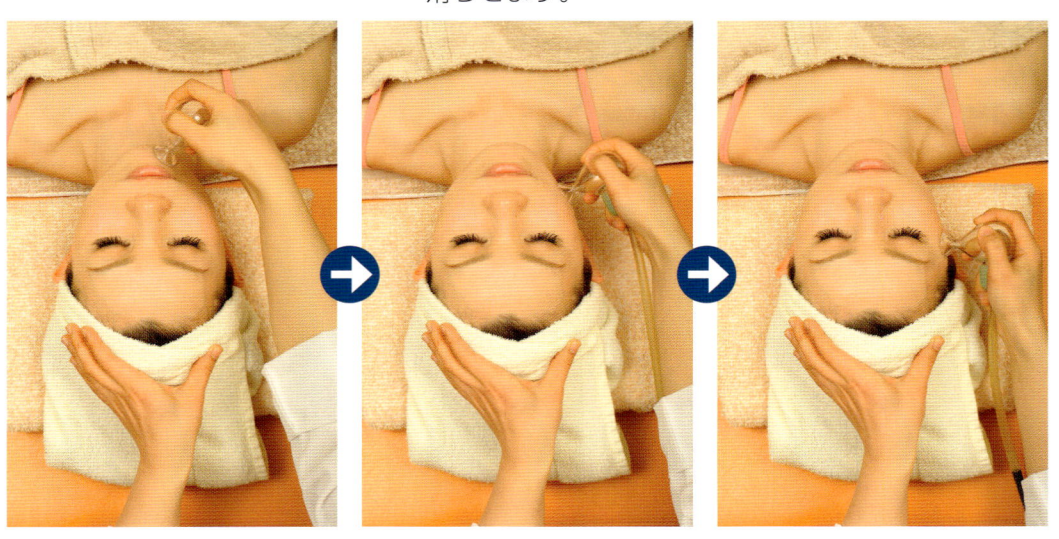

手首を柔らかく動かし皮膚の角度や骨格の凹凸に合わせて滑らせる。

●フリップスライド・・・カップを1か所で制止させたまま吸引し、皮膚面から弾くように離すテクニックです（「ポン」という音がします）。

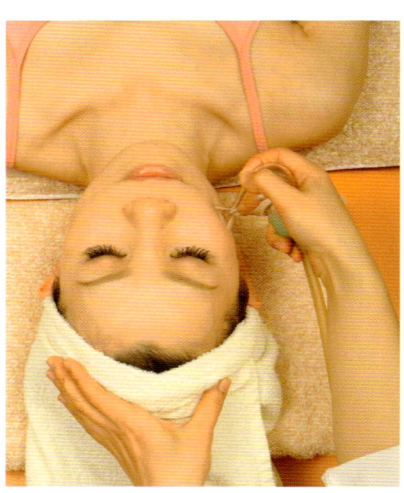

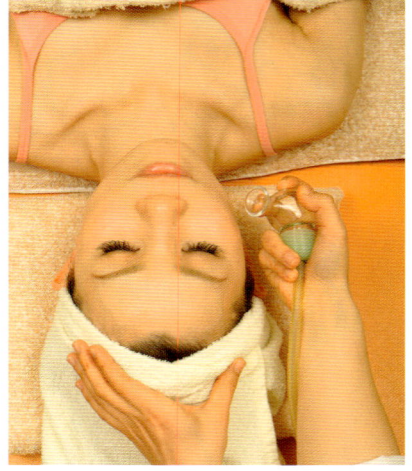

スライドカップを皮膚面に当て吸着させる。　カップを弾き取る。

　いずれのテクニックにおいても、指先でカップの穴を細やかに開閉し、施術する部分によって圧調節を行います。圧の強さを誤ると、顔に丸い溢血斑が残ったり、ライン状の赤らみが残る場合もあります。美容を目的にフェイシャルの施術を受ける人に対して、顔に痕が残るショックは非常に大きくなるので、指先での圧調節が自在にできるようにトレーニングすることが必要です。また顔に対してスライド法を行う場合には、受け手の左顔面部は左手でテクニックを行うので、利き手でない手でもスムーズにテクニックが行えるようにトレーニングする必要があります。

④ テクニックのポイント

　顔に対してスライド法を行う場合、次の3つのポイントを意識しながら行うことで、効果は大きく変わります。1回の施術でも高度なテクニックで行うと、その効果は見て取れるようになります。
　また、スライドカップが顔の凹凸にしっかりと添うように、手首を柔らかく使いながらカップの角度調節を行います。骨格や筋肉による凹凸をカップでとらえて施術を行うことで、より大きな効果が期待できます。

●ほぐす・・・硬くなった脂肪や普段使われずに硬化した筋肉、使い過ぎて疲労し硬くなっている筋肉をスライド法によってほぐす。

- 流す・・・・血流やリンパ流の促進。
- 上げる・・・引き上げ、リフトアップ効果。

⑤ 準備

　リンパ流への施術の時と同様に、手指、手首の体操を行い、柔らかくほぐしてから行います。そうすることで指先での繊細な圧調節、皮膚面の角度をしっかりととらえた施術が可能となります。またこのような準備を怠ると、故障を招くことにもなります。スライド法は圧の強さや行う時間の長さによって、手指や手首への負担が大きくなりますので、施術の前後のこのようなケアが重要です。

⑥ オイルの塗布

　オイルの塗布はマッサージではないので圧をかけず、優しく軽擦します。

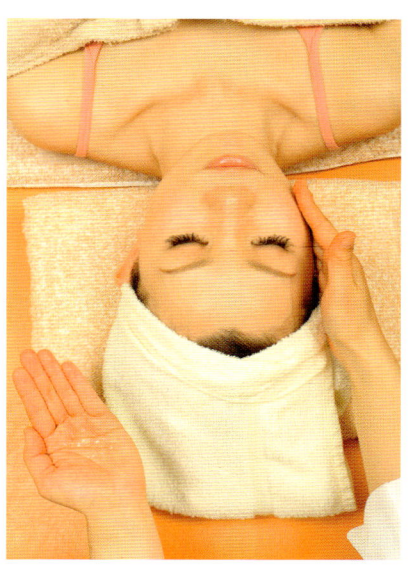

頬部から、顎、鼻など顔面全体に万遍なく塗布する。

4. 顔に対するスライド法テクニック

- ● の部分……**ストップスライド**
- → の部分……**ストレートスライド**
- ● の部分……**フリップスライド**

① 右頬部のスライド法

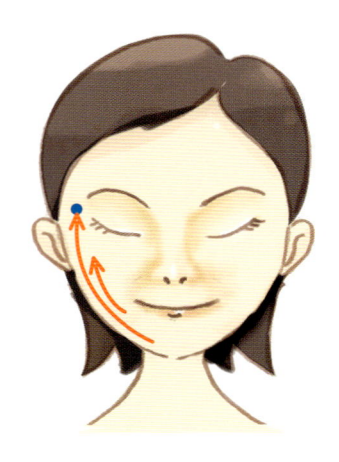

- ●こめかみ付近をごく弱い圧でストップスライドを行う。
- ●顎先からこめかみ方向へフェイスラインをストレートスライドで施術する。
- ●頬部も同様にストレートスライドを用いる。

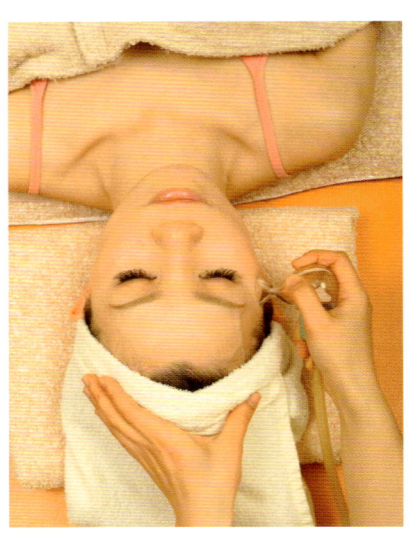

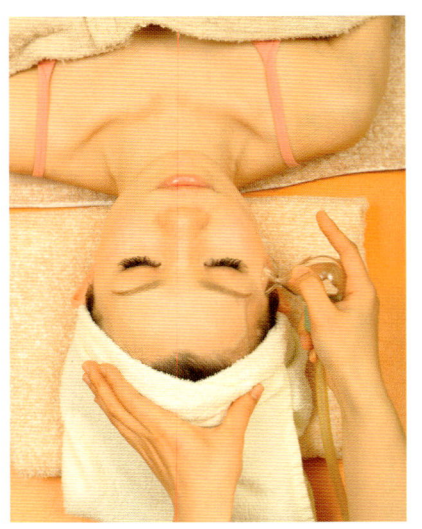

こめかみ付近をごく弱い圧でストップスライドで施術する。左手で生え際付近を支え、右手で行う。

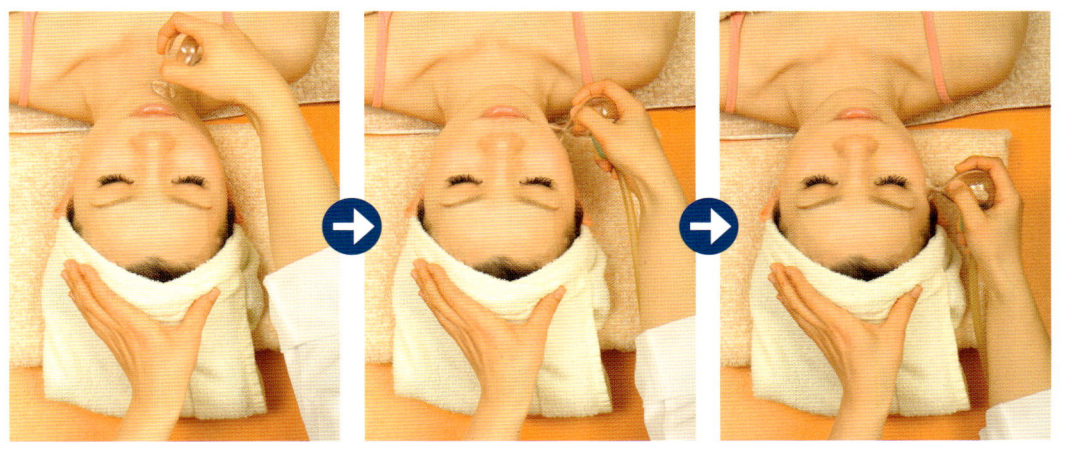

顎先からこめかみ方向へフェイスラインをストレートスライドでカップを滑らせる。その少し内側、更に内側と頬部も万遍なくストレートスライドを行う。急に圧を入れたり抜いたりせずに、徐々に圧をかけ、リフトアップを意識しながら、こめかみに近づくに従って徐々に圧を弱める。

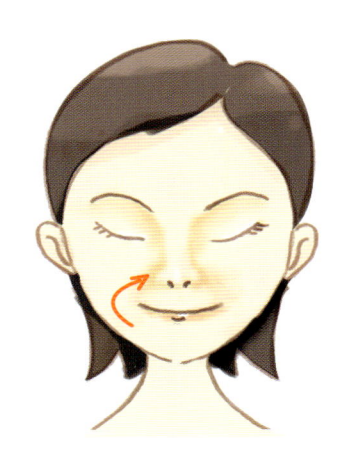

●口角付近をストレートスライドで施術する。

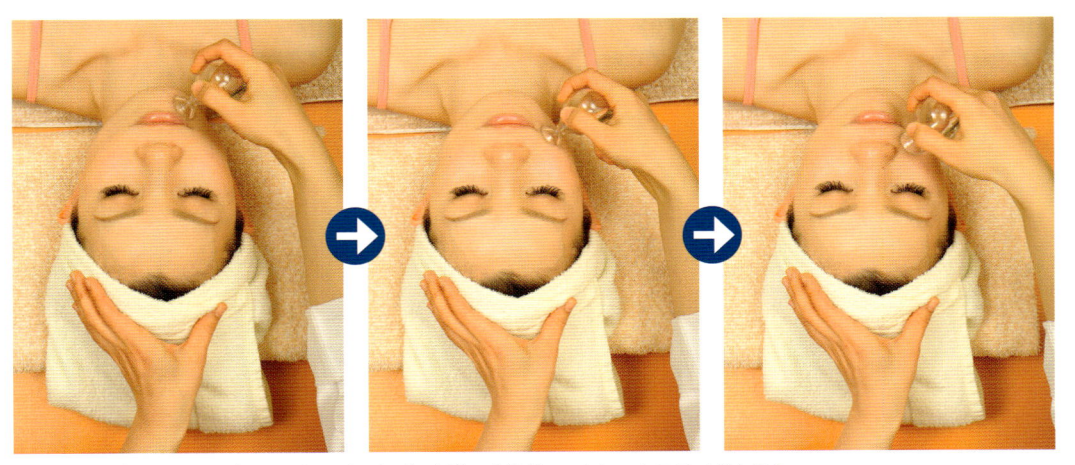

リフトアップを意識しながら、口角を引き上げる意識で曲線状にストレートスライドを行う。

第3章 吸玉美容

フェイシャル

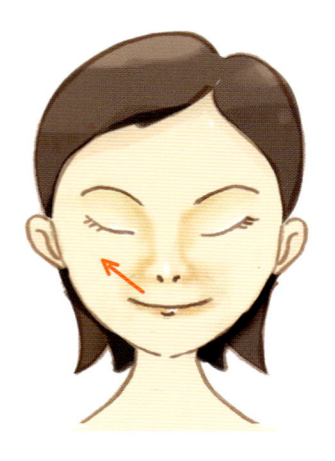

第3章 吸玉美容　フェイシャル

●鼻唇溝（ほうれい線）に直角にクロスするようにストレートスライドを行う。

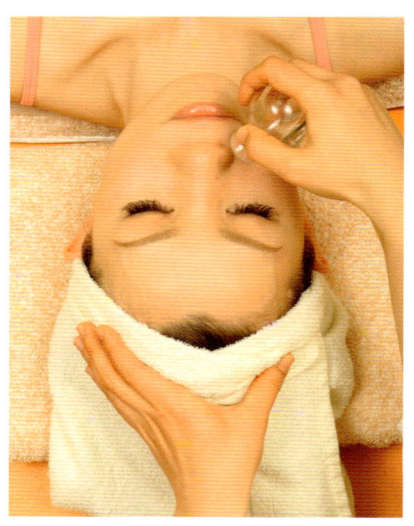

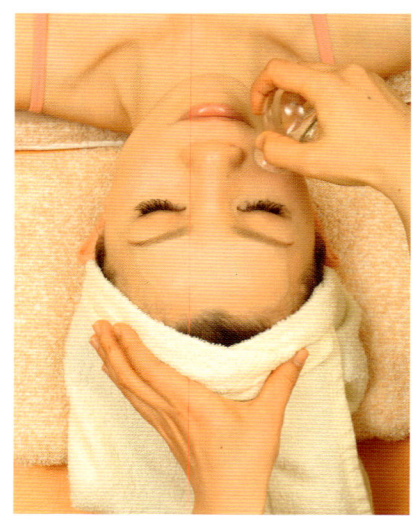

リフトアップを意識して施術する。唇にカップがふれると不快感を与えるので注意する（ほうれい線の解消）。

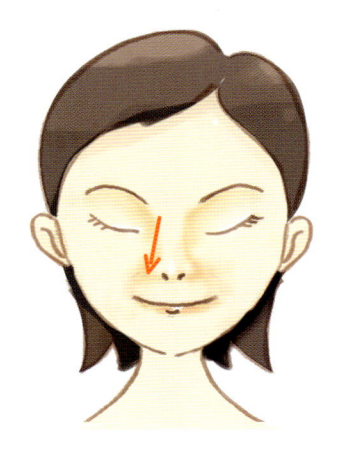

●鼻の側部を内眼角付近から鼻翼方向にストレートスライドを行う。

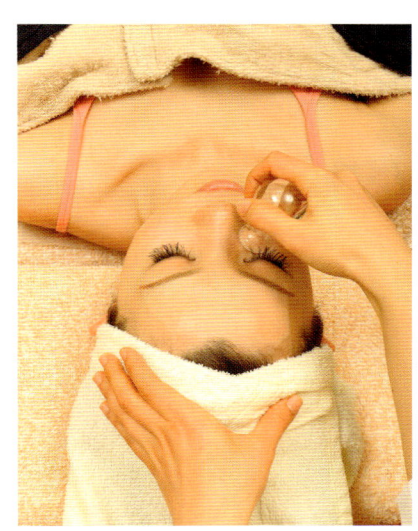

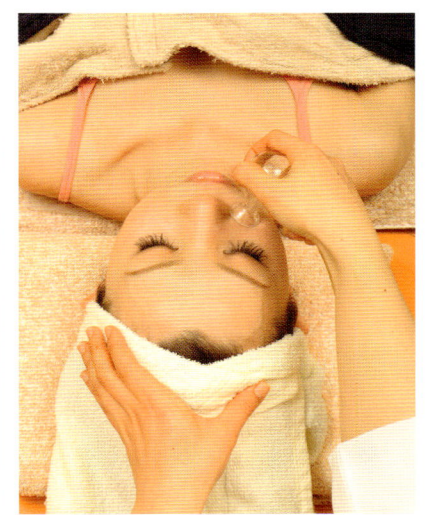

鼻の脇を上から下へ行い、リンパの滞りやすい部分の流れを促進する。

第3章　吸玉美容

フェイシャル

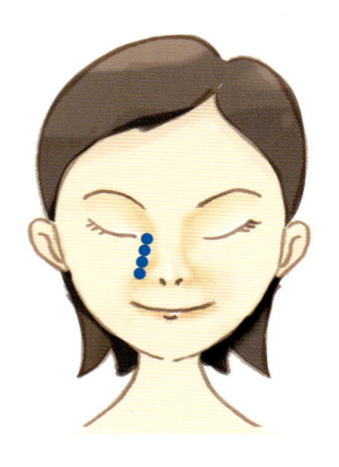

第3章 吸玉美容 フェイシャル

●鼻の側部を内眼角付近から鼻翼方向にストップスライドを行う。

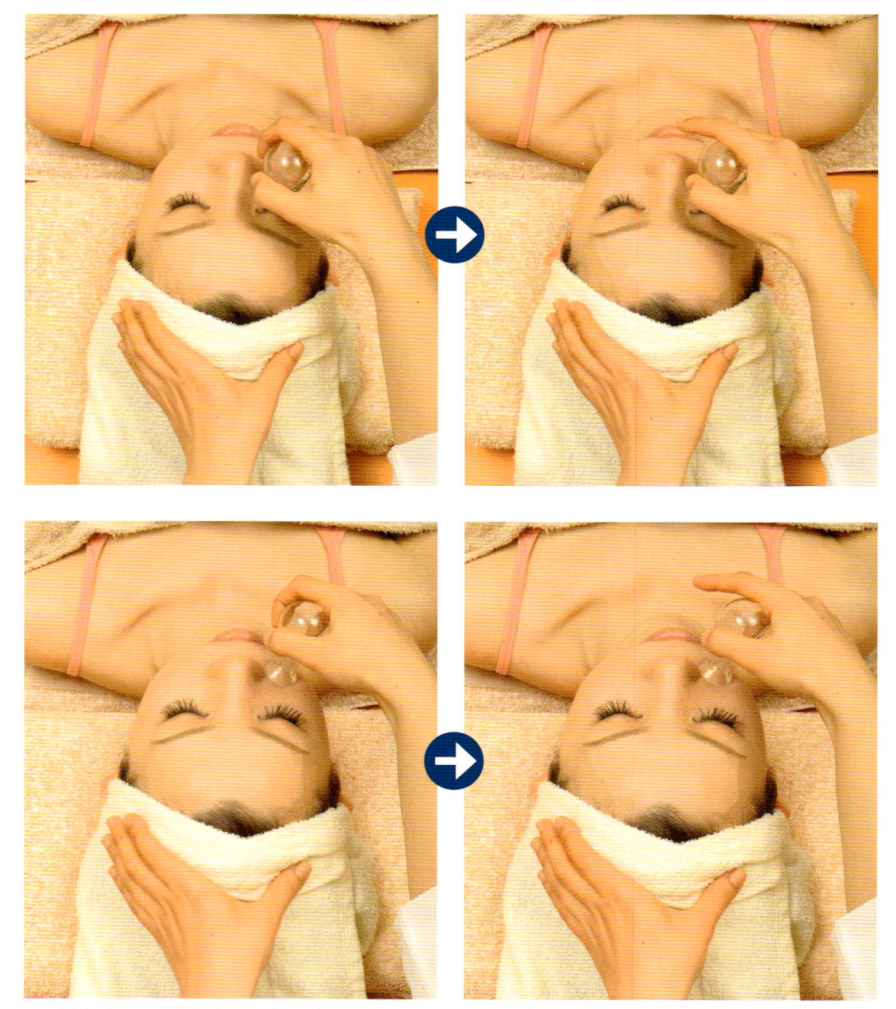

鼻の脇を上から下へ細かくストップスライドを行い、リンパの滞りやすい部分を刺激する。

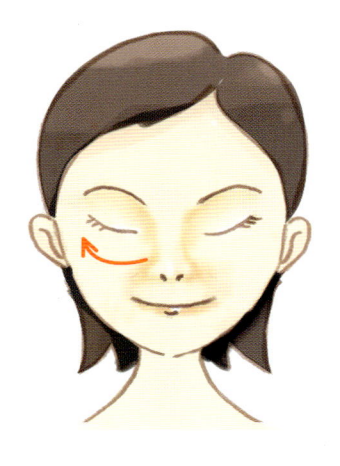

●頬骨の下縁に添って内側から外側方向にストレートスライドを行う。

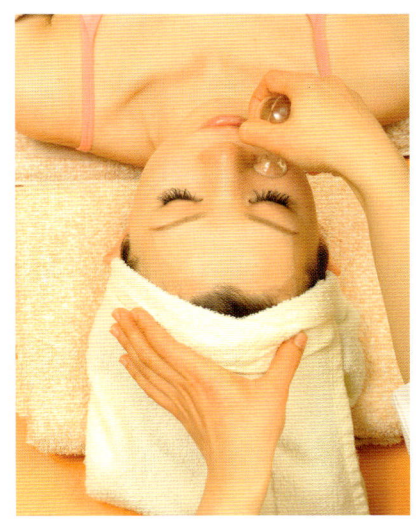

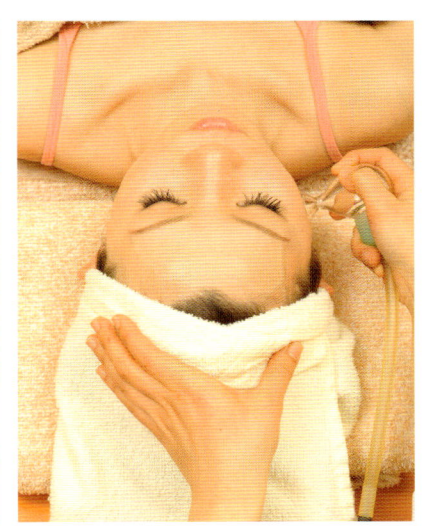

カップを骨格に押し付けずに優しく行う。リンパの滞りやすい部分の流れを促進する。頬骨の立体感を作り、凹凸のある表情にする。

第3章　吸玉美容　フェイシャル

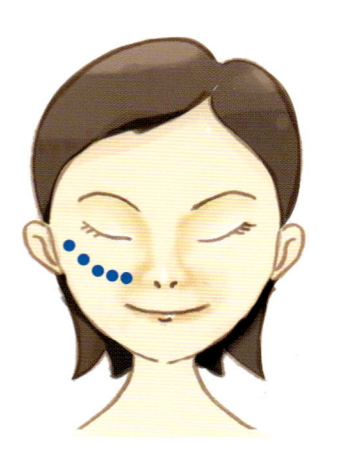

第3章 吸玉美容 フェイシャル

●頬骨の下縁に添って内側から外側方向にストップスライドを行う。

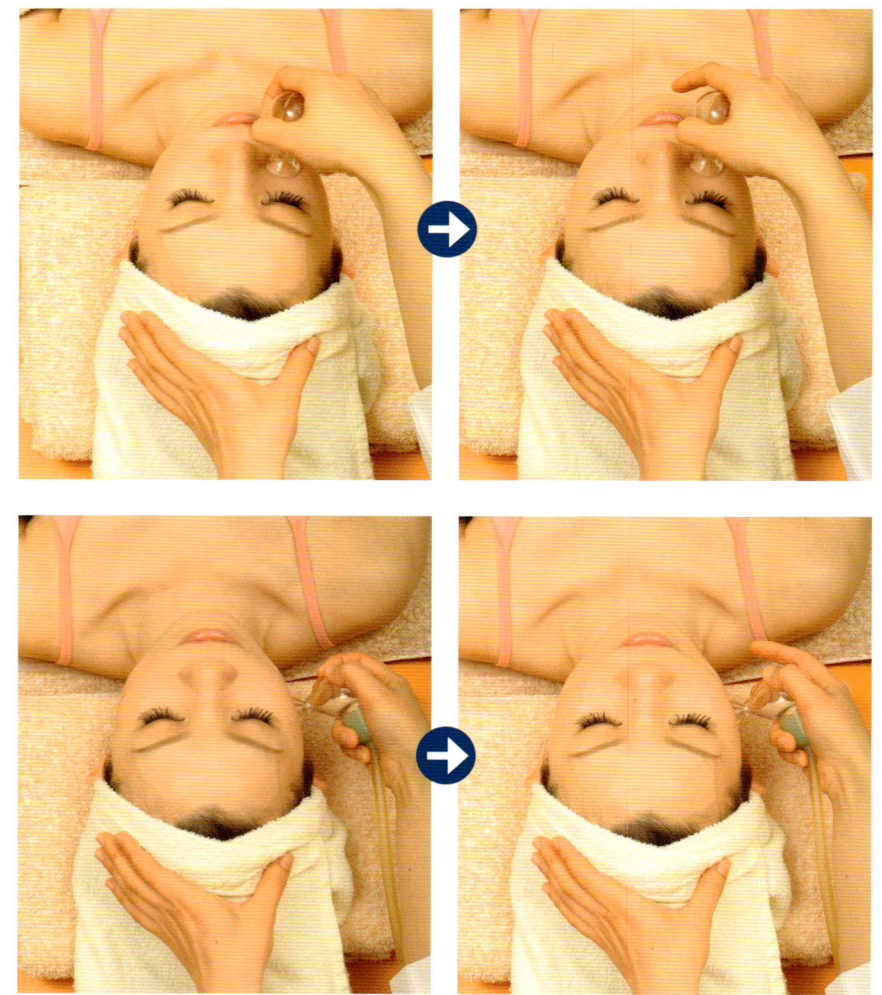

頬骨の際を内側から外側へ細かくストップスライドを行い、リンパの滞りやすい部分を刺激する。頬骨の立体感を作り、凹凸のある表情にする。

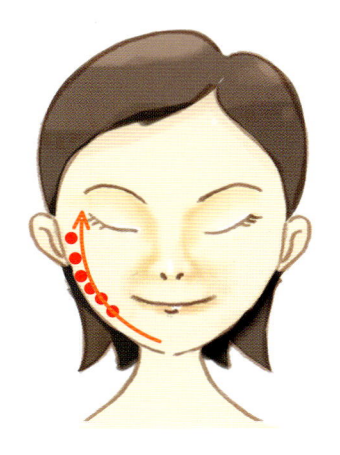

- 顎先からこめかみ方向にストレートスライドを行う。
- こめかみから顎先方向にフリップスライドを行う。

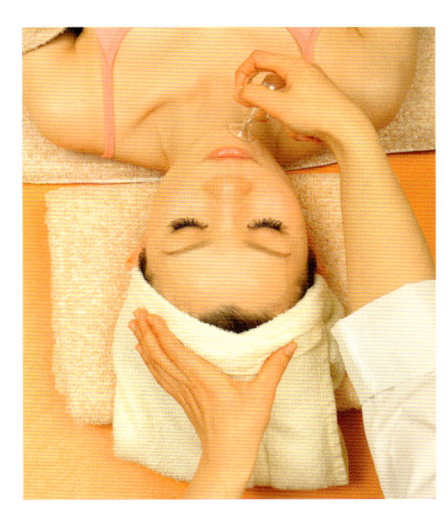

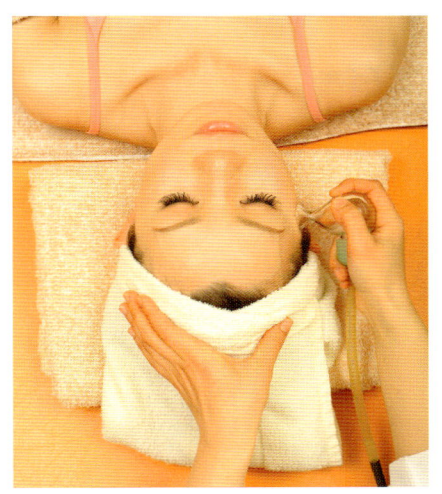

リフトアップを意識して、顎先からこめかみ方向にストレートスライドを行う。

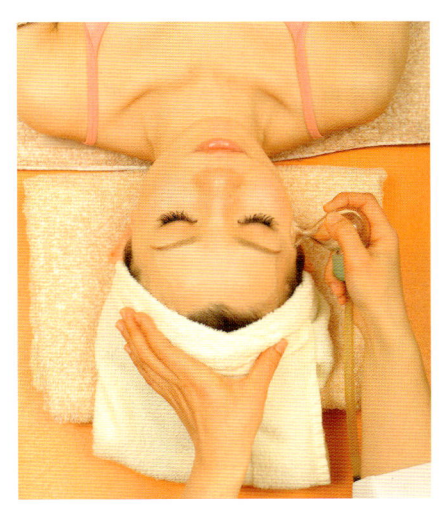

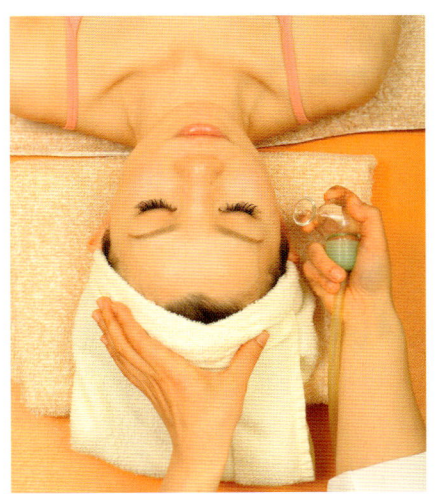

こめかみから顎先方向に何か所かフリップスライドを行い、筋肉のこりや硬さ、脂肪をほぐす。

第3章　吸玉美容

フェイシャル

② 左頬部のスライド法

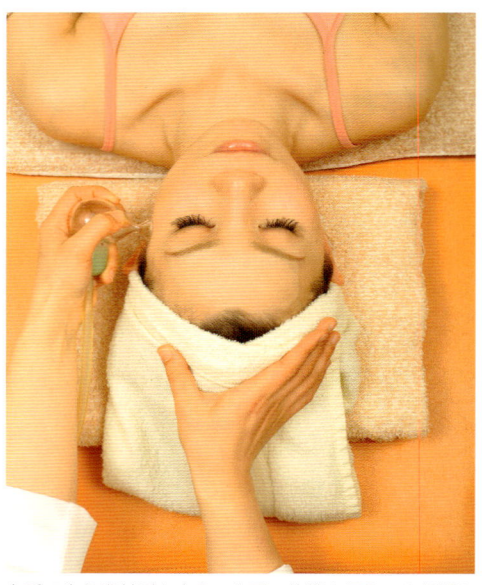

右手で生え際付近を支え、左手で施術を行う。右頬部と同様の順で進める。

③ 鼻部のスライド法

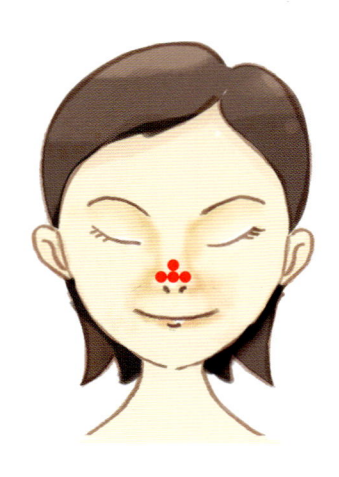

●小鼻用のカップで鼻部にフリップスライドを行う。

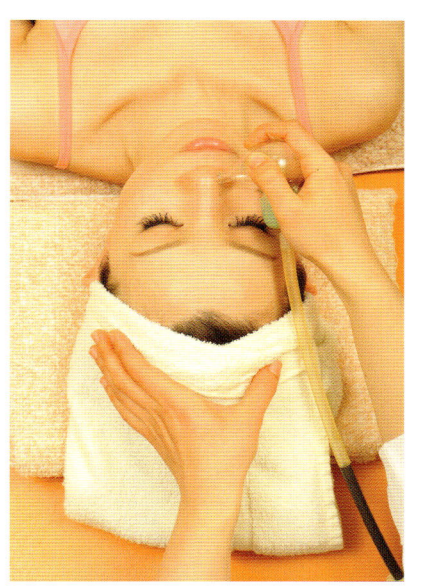

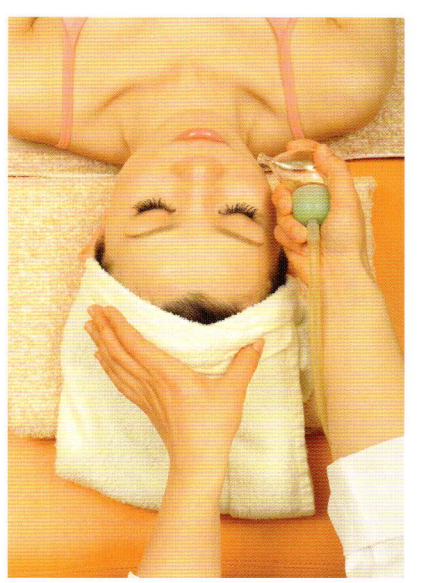

小鼻用のカップで鼻部にフリップスライドを行い、毛穴の皮脂を除去。皮脂を取ろうと吸引圧を強め過ぎたり、何回もやり過ぎると鼻の赤みがなかなか消えなくなるので注意して行う。

第3章　吸玉美容

フェイシャル

おわりに

　我々の身体の生理機能は神経系やホルモン系に支えられており、それによって日常生活を営んでいますが、その調節機能のバランスが崩れると症状が複雑になり、現代医学でも説明できないというケースが実際にあります。

　吸玉療法は、カップを吸着させるという簡単な施術法で、様々な症状にある程度の効果が期待できます。一方、手軽であるがゆえに、実際の臨床現場では施術が大雑把になっているという現状も否定できません。吸玉療法を行う施術者は、刺激量や施術方法(吸引法・スライド法・WAVE法)の特徴などをしっかり把握していないと、患者さんにストレスを与えるだけではなく、症状を悪化させてしまうこともあります。

　吸玉療法は、刺激量が適切であれば、内分泌系や神経系などの複雑な生理学を知らなくても、カップを吸着させるだけで生理機能を回復させることができます。例えば、こりを取るつもりで行った施術が神経系や内臓系を刺激して、結果的に身体の"内部環境の恒常性"に対しても作用していたということがあります。これは、何人もの患者さんからご報告いただいた事実です。治りにくい肩こりや腰痛といった症状に対しても、適切な刺激で全体療法を行い、吸玉療法の真の効果を実感してください。

　最後になりましたが、身体の診方や治療について総合的にご教示いただいた浅川要先生、西洋医学の観点から監修を引き受けてくださった高橋秀則先生、日頃から細かい質問にお答えいただいている東京中医鍼灸センターの顧問の先生方には大変なご尽力をちょうだいいたしました。この場をお借りして、厚く御礼申し上げます。著者のような一介の鍼灸師が、多くの皆様の力をお借りしながら臨床経験を積めたことは非常に恵まれていたと感じています。個人の経験や知識だけでは、どれほど時間をかけても、ここまでの内容をまとめることはできませんでした。

　また"吸玉療法"という、必ずしもまだ一般的に認知度の高くない施術方法に興味を持っていただき、書籍として世に送り出す機会を与えてくださった緑書房の真名子漢氏、久保田大祐氏のご理解とご協力にも感謝しております。

　多くの方々にご協力いただいた本書が、症状に苦しむ患者さんや治療家のお役に立てれば幸いです。

宮本繁

■監修者
高橋秀則（たかはし　ひでのり）
1984 年、東京大学医学部医学科卒業。元帝京大学医学部付属病院麻酔科教授。元帝京平成大学ヒューマンケア学部鍼灸学科教授。専門は疼痛医学（ペインクリニック）、東洋医学、緩和医療、在宅医療。漢方薬、鍼灸、波動療法など様々な代替医療を用いての疼痛医療、がん緩和医療を実践している。

■著者
宮本繁（みやもと　しげる）
1996 年、鍼灸師免許取得。整形外科領域での施術、整骨院勤務をへて、2004 年に東京都多摩市にて「ライフ鍼・吸玉サロン」を開院。東京中医鍼灸センター院長である浅川要氏に師事しながら、西洋医学と中医学の知識を生かした「吸玉療法」を研究し、成果を上げている。2012 年より東京医療福祉専門学校「中医学研修セミナー」にて「吸玉セミナー」講座担当。現在に至る。

宮本文子（みやもと　ふみこ）
1997 年、美容師免許取得。美容に携わる職業をへて、2004 年より「ライフ鍼・吸玉サロン」にてメインセラピストとして活動。「DC スライド」という独自の吸玉理論とテクニックを考案し、都内ホールやサロンにて講習会を開催。その他、DC スライドリンパ促進法をはじめ、DC スライドボディメイキング、DC スライドフェイスメイキングを考案。健康と美容に対する人々の理想を叶えるべく活動中。

ライフ鍼・吸玉サロン
〒 206-0041　東京都多摩市愛宕 4 丁目 9 番 7 号　ハロッズプラザ 303
TEL 042-389-6201　E-mail life@suidama.jp　URL http://www.suidama.jp
ブログ「cupping's diary」　https://capping.hatenablog.com
YouTube チャンネル「Suidama Life」

モデル：小澤瑠見子
撮影：岩﨑昌

吸玉療法入門
すいだまりょうほうにゅうもん

2013年11月10日　第1刷発行
2022年 9月10日　第2刷発行

- ■監修者　高橋 秀則
- ■著　者　宮本 繁、宮本 文子
- ■発行者　森田 浩平
- ■発行所　株式会社 緑書房
  〒103-0004　東京都中央区東日本橋3丁目4番14号
  TEL03-6833-0560
  https://www.midorishobo.co.jp
- ■カバー・本文デザイン／ニホンバレ
- ■印刷所／広済堂ネクスト

落丁・乱丁本は、弊社送料負担にてお取り替えいたします。
©Hidenori Takahashi, Shigeru Miyamoto
ISBN978-4-89531-859-4

本書の複写にかかる複製、上映、譲渡、公衆送信（送信可能化を含む）の各権利は株式会社緑書房が管理の委託を受けています。

JCOPY ＜(社)出版者著作権管理機構 委託出版物＞
本書を無断で複写複製（電子化を含む）することは、著作権法上での例外を除き、禁じられています。本書を複写される場合は、そのつど事前に、(社)出版者著作権管理機構（電話 03-5244-5088、FAX 03-5244-5089、e-mail:info@jcopy.or.jp）の許諾を得てください。また本書を代行業者等の第三者に依頼してスキャンやデジタル化することは、たとえ個人や家庭内での利用であっても一切認められておりません。